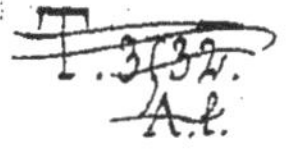

AF475593

MÉTHODE

RENFERMÉE DANS DE NOUVEAUX PRINCIPES ATMIDIATRIQUES

APPLIQUÉE AUX

MALADIES DE L'OREILLE INTERNE ET EXTERNE

ET

A LA SURDITÉ.

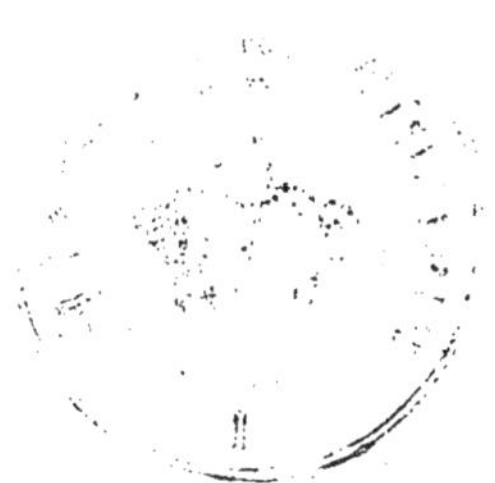

IMPRIMÉ CHEZ PAUL RENOUARD, RUE GARANCIÈRE, 5.

MÉTHODE

RENFERMÉE DANS DE NOUVEAUX PRINCIPES ATMIDIATRIQUES

APPLIQUÉE AUX

MALADIES DE L'OREILLE

INTERNE ET EXTERNE

ET A LA SURDITÉ;

PAR

E. FOURNEL. D. M.
Médecin en spécialité auriculaire.

Facta potentiora verbis.

A PARIS,

CHEZ L'AUTEUR, RUE DU DOYENNÉ, 11.

1838.

Voulant au milieu des théories surannées et modernes, exercées jusqu'à ce jour, donner le précis d'une nouvelle méthode atmidiatrique auriculaire, ainsi nommée par son genre d'application, crée des recherches, faites dans les moyens applicables à la surdité et à toutes les maladies de l'oreille en général.

L'ayant donc considérée non point comme un moyen infaillible, mais bien comme la seule dont on puisse espérer le plus dans ses rapports avec ces cophoses, qui toutes peuvent recueillir d'elle plus ou moins de succès facile à recevoir, douce dans son application on la supporte sans douleur, modifiée par l'expérience et reconnue efficace dans la pratique.

Tel est le but et les avantages fournis par des moyens d'appareils que j'ai combinés et compliqués à cet effet.

Puissent mes efforts devenir utiles à la science, comme le premier de mes soins a été de l'être à cette portion vouée au domaine des infirmités.

MÉTHODE

RENFERMÉE DANS DE NOUVEAUX PRINCIPES ATMIDIATRIQUES

APPLIQUÉE AUX

MALADIES DE L'OREILLE INTERNE ET EXTERNE

ET

A LA SURDITÉ.

Facta potentiora verbis.

Si cette épigraphe peut trouver quelque part une juste application, c'est surtout dans l'exercice de la médecine. Cette science ne repose-t-elle pas entièrement sur des faits? Aussi ne me proposerai-je point aujourd'hui, de donner au public un traité complet des maladies de l'oreille. Nous possédons sur ce sujet des ouvrages recommandables sur tous les points, et par le mérite de la diction, et par une énumération riche et fidèle des diverses affections qui ont leur siège sur cet organe important.

1.

Ce sens placé comme plusieurs autres aux limites de l'existence à la surface de l'être vivant, est exposé, d'abord par sa position, aux accidens qui peuvent avoir sur lui une action directe; d'autre part sa construction compliquée de diverses pièces, toutes indispensables au mécanisme de l'audition est due à la réunion de tous les tissus, qui composent l'édifice de l'organisme humain, le rend donc sujet aux maladies nombreuses, qui peuvent attaquer tour-à-tour chacun des élémens qui entrent dans sa structure: ainsi les agens morbides dans chaque âge de la vie et dans des conditions hygiéniques défavorables, auxquelles souvent il n'est pas facile de se soustraire, vont exercer sur lui des ravages plus ou moins formidables. Chaque jour on rencontre des malheureux, qui sous l'influence de causes variées se trouvent privés en partie, ou entièrement d'un des moyens de communiquer avec leurs semblables que la providence à si sagement répartis à la plupart des animaux. Tous sentent l'importance d'agrandir le cercle de leurs relations, tous desirent impérieusement recouvrer l'exercice de ce sens, qui contribue à nous mettre en rapport avec la nature entière, nous avertit de la présence des objets que nous avons intérêt de connaître, nous fait établir avec eux des rapports convenables, les attire ou les repousse, nous en approche ou nous en éloigne et nous les fait fuir, suivant les dangers qu'ils nous font courir ou les jouissances qu'ils nous promettent. N'est-ce pas en effet par les organes des sens, que l'homme reçoit les impressions les plus nombreuses et les plus variées; les sensations l'assiègent à toute heure, il combine ses émotions, matériaux de sa pensée et source de son intelligence.

De même que l'exercice de l'organe de l'ouïe couvre de fleurs le chemin de la vie, sa privation jette un voile sombre sur les objets qui nous environnent; sans parler de la tristesse des sourds, la perte de ce sens finit encore par amener des aberrations de la parole et plus tard conduit au mutisme. Je m'abstiendrai de m'entretenir ici des sourds de naissance, qui ne sont pas cependant toujours ravis aux ressources de l'art.

L'ouïe, dit Buffon, est bien plus nécessaire à l'homme qu'aux autres animaux; ce n'est dans ceux-ci qu'une propriété passive, capable seulement de leur transmettre les impressions étrangères dans l'homme. C'est non-seulement une propriété passive, mais une faculté, qui devient active par l'organe de la parole (*Histoire de l'homme*).

On est cependant frappé de rencontrer dans le monde un si grand nombre de sujets en proie à cette infirmité, outre que l'existence souvent leur est à charge, ils sont d'autant plus à plaindre qu'ils se voient en général abandonnés par ceux auxquels ils avaient accordé leur confiance ; ces derniers tantôt par insouciance, tantôt par crainte de ne pouvoir conduire leurs malades jusqu'à la fin d'un traitement long et coûteux, quelquefois par défaut de connaissances jettent ces malheureux dans le désespoir en leur avouant leur incapacité et la pénurie des moyens de l'art.

D'autres plus téméraires essaient quelques-unes de ces recettes empiriques qui ne fon qu'aggraver le mal.

Des médecins néanmoins éclairés et haut placés dans le monde médical, ont tourné pour le bonheur de l'humanité, toute leur attention sur ce genre de pathologie; aussi leurs recherches et leurs découvertes ont-elles puissamment contribué aux progrès de la science ; sur ce chapitre, ils ont bien mérité que la main de l'histoire burine leurs noms sur ses tablettes immortelles.

Desireux de payer mon tribut à cette classe souffrante et trop délaissée, je consacrai par goût autant que par devoir une partie de ma jeunesse à des études spéciales d'anatomie, de physiologie, de pathologie et de thérapeutique, ayant trait à ce sujet.

Imbu de la lecture des meilleurs auteurs, en relations avec quelques-uns, ébloui de leur belle théorie, il me paraissait difficile de faire encore quelques pas. Je me traînai donc d'abord à leur remorque : ils semblaient avoir tout tenté. Ils avaient emprunté tour-à-tour à la chirurgie et à la thérapeutique leurs moyens les plus puissans. Combien ils étaient éloignés cependant d'obtenir les résultats qu'ils se promettaient de la grandeur de telles ressources. Malgré leurs brillantes leçons, malgré leurs conseils, ainsi fatigué du peu de succès de l'application scrupuleuse de leurs méthodes exercées sous toutes ses faces, je songeai à quitter le sentier, dans lequel ils m'avaient entraîné.

Depuis long-temps je considérai que jusqu'à ce jour on s'était contenté de traiter les maladies de l'oreille par des moyens énergiques à la vérité, mais dont la puissance ne pouvait avoir l'effet desiré, attendu que leur action n'était point assez directe et souvent semblait contrarier la marche de la nature et le but du praticien : c'est ainsi que les résolutifs, appliqués sur la région mastoïdienne, ou portés sur le tube intestinal sont souvent sans résultat, et quelquefois concourent fortement à accroître le mal existant, soit en accélérant ses périodes, soit en déterminant dans un autre lieu une phlegmasie, qui peut avoir du retentissement, sur le premier appareil d'organe.

Hoffmann raconte l'histoire d'un homme qui depuis plus de seize ans était sourd de l'oreille droite, et qui, commençant à craindre pour la gauche, s'adressa à lui. La prescription fut un purgatif drastique, qui devait être pris en plusieurs doses, dans le cours d'une semaine ; le malade avala d'un seul coup la provision de huit jours ; cette imprudence occasiona des coliques et les accidens les plus graves ; pendant leur durée le malade souffrait des douleurs intolérables dans le côté droit de la tête, principalement autour de l'oreille.

Ce fait prouve, combien on doit être sobre de ces sortes de révulsions, et lorsqu'on les emploie avec quelle circonspection on doit le faire : l'âge, le sexe, le tempérament modifiant la maladie, influant sur sa durée, doivent servir de guide au médecin observateur.

Mon intention n'étant pas d'écrire spécialement pour les gens de l'art, mais de faire connaître une méthode, qui par elle-même et par ses diverses applications m'a semblé, ainsi qu'à toutes les personnes qui ont été à même de m'approcher, d'en connaître les usages, et d'être temoins des résultats avantageux, qu'elle a paru offrir d'abord dans le traitement des maladies de l'oreille et, par une sage extension, à des affections pathologiques nombreuses.

J'ai pensé que je pourrais facilement m'abstenir de donner une description anatomique des diverses parties qui constituent l'organe de l'ouïe, mais qu'il convenait cependant d'emprunter quelque chose à la physiologie, pour la compréhension des phénomènes morbides qui vont plus tard se dérouler sous nos yeux.

Trois parties bien distinctes concourent dans l'homme à la formation de cet instrument de l'audition.

L'une extérieure rassemble et transmet les rayons sonores.

L'autre moyenne modifie d'une manière convenable ces mêmes rayons, avant qu'ils portent leur action sur l'oreille interne.

Enfin, c'est dans cette dernière partie que réside exclusivement le nerf chargé de la perception des sons. L'oreille externe, autrement le pavillon et son conduit, font l'office d'un cornet acoustique, dont la partie évasée, représentée par le pavillon, rassemble les ondes sonores et les transmet après leur condensation, par une partie cylindrique, rétrécie, ou le canal auriculaire.

La surface du pavillon offre des éminences, séparées par des enfoncemens ; son tissu est fibro-cartilagineux, mince, susceptible de participer aux vibrations des corps sonores, par conséquent propre à réfléchir les sons, à en augmenter la force et l'intensité; aussi la peau qui le recouvre n'est-elle point comme dans les autres régions, revêtue d'une couche de tissu graisseux, abondant; ce qui lui fait perdre son élasticité.

Sa face concave, légèrement dirigée en avant, favorise la collection des sons, et les physiologistes n'ont pas manqué d'observer que, chez les nations sauvages où cette partie n'a pas été comprimée, aplatie par des vêtemens trop serrés, l'ouïe est d'une grande finesse. Chez les peuples civilisés, ne voit-on pas que les personnes, ayant contracté une dureté de l'ouïe, placent leurs mains par un instinct naturel en arrière du conduit auditif, cherchant par la concavité qu'elle présente à l'accroissement qu'elle donne au pavillon de l'oreille, à augmenter la perception.

L'oreille externe est pourvue d'appareils musculaires intrinsèques et extrinsèques ; la contraction de ces divers faisceaux charnus imprime au pavillon de l'oreille des formes variées, et tous les modes de configuration en font un cornet plus ou moins avantageux.

Itard refuse au pavillon de l'oreille ces propriétés; nous ne saurions nous ranger de son avis, car il est un principe reconnu en physique, que tout corps élastique est susceptible d'éprouver des vibrations : or, personne ne conteste au cartilage de l'oreille son élasticité ; il doit donc contribuer à la perfection des sons.

M. Savart attribue aux nombreuses courbures que présente l'oreille externe, l'usage d'offrir toujours une partie de sa surface perpendiculaire à la direction des molécules aériennes en vibration, afin d'en ressentir les ébranlemens.

MM. Buchanan et Esser ont démontré par leurs brillantes expériences, que le pavillon de l'oreille sert tout à-la-fois de conducteur et de réflecteur du son. Le dernier rend compte de ce mécanisme en cette façon : les muscles extrinsèques, par la construction de leurs fibres, augmentent l'embouchure du conduit auditif, les rayons sonores, réunis en un seul faisceau et dirigés vers la conque, s'engagent dans le conduit et le parcourent de dehors en dedans ; les sons sont transmis par les parois du conduit et par l'air qu'il renferme; ces parois osso-cartilagineuses entrent en vibration, ébranlés par les frémissemens qu'éprouve le pavillon et par l'agitation de l'air que contient ce canal : le bruit est ainsi conduit à la manière des corps solides, par l'air du conduit enfermé dans un canal à parois à-peu-près parallèles, il transmet le son, sans rien laisser perdre de sa force, et la courbure du canal favorise ses vibrations. Le cérumen qui se sécréte dans son intérieur est destiné à entretenir la souplesse des parties molles, comme le présume Buchanan, qui assure avoir amélioré l'ouïe de certaines personnes en promenant dans le conduit desséché, une bougie onctueuse.

Parvenus au fond du conduit, les rayons sonores frappent la membrane du tympan, cloison mince et transparente, interposée entre le fond du conduit et la cavité tympanique ou oreille moyenne qui contient les quatre osselets de l'ouïe, lesquels forment une chaîne osseuse, qui traverse de dehors en dedans la caisse du tambour en prenant appui sur les deux membranes.

La membrane du tympan, pouvant être tendue et relâchée, entre en vibrations par les ébranlemens que lui communiquent les parois du conduit auditif et l'air qu'il renferme.

M. Savart pense que cette membrane est tendue, lorsqu'il y a production de sons désagréables par leur nature ou par leur intensité, et qu'elle est relâchée dans les cas contraires; les osselets qui adhèrent à la surface interne de cette membrane et les muscles qui les meuvent, opèrent la tension.

Son relâchement est attribué à son élasticité et à la contraction d'un muscle que plusieurs anatomistes ont rejetées. Ces différens muscles reçoivent divers filets nerveux.

La caisse du tambour est remplie par un air élastique, toujours renouvelé par la trompe d'Eustachi cet air s'épanche dans les cellules mastoïdiennes, dont l'usage évident est d'augmenter, avec la grandeur de la caisse, la force et l'étendue des vibrations que ce fluide y éprouve.

Les fonctions de la caisse sont entièrement analogues à celles du conduit auditif; elle conduit le son à l'aide des parois osseuses de son pourtour et de l'air qu'elle renferme, la température toujours la même de cet air intérieur, maintient les parties molles de la caisse, dans le même degré de chaleur et d'humidité; sa communication à l'intérieur par le canal de la trompe, favorise la tension convenable de la membrane du tympan, qui sans cela eût été enfoncée dans la caisse ou repoussée vers le conduit auditif externe, suivant la densité ou la raréfaction de l'air intérieur. En outre, la trompe semblable aux ouvertures que l'on pratique aux tambours, favorise les vibrations du fluide élastique de la caisse et des cellules mastoïdiennes; les vibrations de l'air de la caisse sont communiquées aux membranes qui bouchent la fenêtre ronde et ovale; puis par le secours de celles-ci à l'humeur aqueuse, qui remplit les diverses cavités de l'oreille interne, et dans laquelle baignent les filamens mous et déliés des nerfs auditifs. C'est à l'agitation de ces liquides, qu'est dû l'ébranlement des nerfs de l'oreille interne. Les différentes formes, la structure osseuse de ces cavités sont très propres à varier, soutenir, augmenter par sa réaction la force des rayons sonores.

La partie essentielle de l'organe auditif, celle qui paraît exclusivement chargée de la perception des sons, est la pulpe molle du nerf auditif, flottante au milieu d'un fluide gélatineux.

C'est de la parfaite intégrité des parties solides de l'organe de l'ouïe, de la conservation et d'un certain degré de liquidité des fluides élastiques qu'il contient, de l'intégrité, des divisions les plus ténues du nerf acoustique, dont un mode convenable de sensibilité est requis, pour qu'il perçoive l'impression et la transmette au cerveau, que dépend la perfection de l'audition.

Maintenant il est facile de concevoir, que si quelqu'une des nombreuses parties que nous venons d'énumérer et dont la parfaite intégrité est nécessaire à l'harmonie du tout, vient à être alterée, soit accidentellement par un bruit très fort, par l'impression du froid, soit par des maladies organiques. Les inflammations du cerveau, l'occlusion des conduits auditifs interne ou externe, les affections de la cavité de l'oreille, la rupture, le relâchement ou l'épaississement du tympan, l'absence de la conque, l'absorption des humeurs renfermées dans sa cavité, il n'est pas de doute, qu'alors ses fonctions ne soient troublées; de là la difficulté d'entendre ou la surdité, laquelle peut occuper les deux oreilles ou être bornée à une seule, à part, celle qui est héréditaire, qui affecte toujours les deux oreilles, celle qui est innée est constamment jointe au mutisme qu'elle produit nécessairement.

Causes de surdité.

Il n'entre point dans le plan que nous nous sommes tracé, de décrire toutes les causes des maladies de l'oreille, il nous suffira de dire qu'elles sont très nombreuses et la plupart très obscures.

On prévoit facilement que tous les vices de conformation de cette partie peuvent y donner lieu, que les excès vénériens, les mauvaises digestions, les affections morales, l'hypocondrie, la toux prolongée, un refroidissement, un bruit violent et imprévu, des coups, des chutes sur la tête, les fièvres adynamiques et ataxiques, les inflammations de la gorge, le coryza, tout ce qui peut s'opposer à l'entrée de l'air dans les trompes, et enfin les affections des nerfs acoustiques. Il existe un préjugé qui fait attribuer toutes les surdités de naissance à un vice de conformation primitive, tandis qu'elle ne dépend le plus souvent que de mucosités épaissies, qui obstruent la trompe d'Eustachi et la caisse du tambour; ce qui doit nous porter à tenter des secours dans tous les cas. L'expérience démontre que le pavillon de l'oreille n'est pas essentiel à l'audition; toutefois son ablation occasionne la dureté de l'ouïe.

L'oblitération entière du conduit auditif externe entraîne la surdité complète, l'intégrité de la membrane n'est pas indispensable au mécanisme de l'audition, sa destruction dans une grande partie de son étendue amenerait une surdité inévitable. Cette membrane protège aussi les parties plus profondes contre l'intensité trop grande des sons. Des animaux auxquels Esser venait de la détruire, temoignaient une vive inquiétude, lorsque par le mouvement des lèvres ils s'attendaient à entendre proférer quelques paroles.

Une oblitération momentanée des trompes occasionne la surdité. Nous en avons des exemples dans l'angine gutturale ; dans cette phlegmasie, la muqueuse du pharynx transmet son inflammation à celle qui tapisse les trompes et qui n'en est qu'une continuation.

Ce phénomène est facile à expliquer : l'obstruction de la trompe empêche la rénovation de l'air, qui remplit la caisse du tambour, celui qu'elle renferme perd alors son ressort et devient incapable de transmettre les rayons sonores.

La destruction des osselets de l'ouïe cause seulement de la confusion dans la perception des sons ; néanmoins la destruction de l'étrier, qui repose sur la fenêtre ovale, aussi bien que le déchirement de la fenêtre ronde doit occasioner la surdité, par l'écoulement de la liqueur qui remplit les cavités dans lesquelles se ramifient le nerf auditif. L'existence de cette liqueur paraît nécessaire à l'audition, soit qu'elle entretienne les nerfs dans l'état de mollesse et d'humidité convenable à la sensation, soit qu'elle leur trans-

2

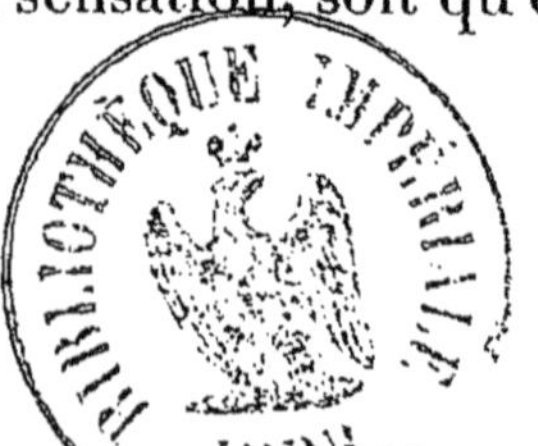

mette les mouvemens ondulatoires, dont elle est agitée.

La surdité sénile, qui est très fréquente, tient à ce que l'habitude a émoussé la sensibilité des nerfs auditifs, de ce que des impressions trop désagréables, souvent répétées, ont épuisé leurs excitabilité, paraît quelquefois tenir au défaut de cette humeur et à la dessiccation des cavités intérieures de l'oreille.

Le professeur Pinel, dans l'hiver de 1798, trouva les cavités vides dans l'âge avancé, et remplies par un glaçon chez les individus plus jeunes.

La surdité est encore produite par la paralysie de la portion molle de la septième paire et de l'affection de la partie, d'où elle prend origine; les usages les plus grands du sens de l'ouïe sont relatifs au perfectionnement de l'intelligence, et sous ce rapport il l'emporte sur tous les autres, en nous servant à transmettre nos idées et à connaître celles de nos semblables, à l'aide de la voix, qui subit diverses modifications et dans son timbre et dans l'articulation des sons, suivant le degré de surdité.

Enfin les parties qui concourent à la formation de l'instrument de l'audition, sont si profondément cachées, que les maladies en sont le plus souvent dérobées à nos yeux.

Aperçu sur les maladies de l'oreille.

Toutes les parties qui entrent dans la structure de l'oreille sont susceptibles d'éprouver quelques altérations : or donc, dans la portion externe de l'appareil auditif, c'est tantôt le pavillon, tantôt le canal auditif qui est affecté, et comme des parties molles cartilagineuses et osseuses concourent à leur organisation, il résulte que la maladie varie, suivant le tissu qui passe à l'état morbide, de même que pour l'oreille interne, on compte autant d'affections, qu'il y a de parties distinctes.

Les changemens de température, la présence d'un corps étranger quelconque, une tension violente de la membrane du tympan, son ulcération, son épaississement, peu importe la cause, altèrent plus ou moins l'audition.

S'il est vrai, suivant M. Leschevin, que la membrane du tympan, dans les enfans nouveau-nés, soit recouverte du côté du conduit auditif externe, d'une lame fongueuse très épaisse, qui tombe par suite en suppuration, on comprendra facilement que toutes les fois que cette membrane restera collée à celle du tympan, elle entraînera la surdité.

Il est facile de s'assurer de son existence, en dirigeant un rayon solaire dans le conduit auditif, et à l'aide de la sonde qui fait reconnaître l'état de la membrane, lisse ou fongueuse, sensible ou insensible.

Leschevin propose divers moyens pour la détruire, mais tous irritans, et par conséquent dangereux par l'inflammation qu'ils peuvent déterminer.

Tout corps irritant qui peut donner lieu à l'inflammation et par suite à l'ulcère, peut occasioner la formation d'un polype. Aux causes externes, il faut joindre la rougeole, la variole, la syphilis, etc. Divers moyens ont été proposés pour extraire les polypes. C'est ordinairement sa forme et le lieu de son implantation qui nous guident sur le choix.

Saissy dit en avoir fait tomber par des injections d'eau de Balaruc; ce qui certifie la probabilité de cette assertion, est l'occasion que j'ai eue, d'en faire tomber chez plusieurs sujets, par le seul secours de mes douches à fortes pressions, décrites dans le chapitre réservé à la description de ma méthode.

La membrane du tympan, pour exercer convenablement ses fonctions, ne doit être ni relâchée, ni trop tendue; d'autre part, si elle était enflammée, endurcie ou rompue; il en résulterait nécessairement quelques troubles dans la transmission des sons.

L'air humide, le catarrhe du conduit auditif externe, celui de la caisse tympanique, la paralysie, ou la rupture du muscle interne du marteau, amènent son relâchement.

Aux exemples que nous cite Willis, par suite de cet état pathologique, j'ai connu plusieurs personnes, qui n'entendaient que lorsqu'elles étaient en voiture. La dureté de l'ouïe après un catarrhe du conduit auditif externe, avec variation de l'entendement, selon la sécheresse ou l'humidité atmosphérique peut faire soupçonner cet état.

Le coryza, de violens maux de tête, l'angine gutturale, en exaltant l'audition, provoque la tension de la cloison membraneuse. Cette cloison douée de vaisseaux et de nerfs, peut s'enflammer par l'irritation, que peut produire le contact d'un corps étranger, tels qu'un cure-oreille, etc. et la répercussion des humeurs diverses; son inflammation aiguë s'annonce par des douleurs vives, une sensation pénible au moindre bruit et dans la mastication.

L'inflammation chronique souvent n'est pas douloureuse, elle est accompagnée d'excrétion séreuse ou muqueuse. L'épaisseur extraordinaire que prend la membrane dans cette dernière affection, laisse toujours après elle une surdité, plus ou moins considérable.

Son endurcissement est une des terminaisons de l'inflammation, qui peut encore avoir pour cause la tuméfaction des glandes de cette cloison, le virus vénérien, l'abus des liqueurs spiritueuses, l'âge, etc.

Le peu de sensibilité de la membrane, joint au contact de la sonde, servent à l'établissement du diagnostic. Sauvage dit que lorsqu'il dépend de la syphilis, le pavillon de l'oreille est couvert d'écailles qui, en se détachant, laissent une rougeur âcre.

Lorsque l'épaississement est considérable, il n'y a que la perforation qui puisse faire espérer quelque succès. On doit être très sobre dans l'emploi des instrumens tranchans; mais comme ce n'est point ici le lieu de traiter cette question préconisée par les auteurs, nous étant proposé d'émettre succinctement leur manière de voir sur les différentes lésions de l'organe qui nous occupe, nous reviendrons dans nos observations sur les traitemens plus ou moins rationnels.

Il n'est pas de muqueuse à l'abri du catarrhe, les variations de l'atmosphère, le passage subit du chaud au froid, la suppression d'un ulcère, d'une humeur hémorrhoïdale, le travail de la dentition qui porte à la tête, un surcroît d'action qui dispose les organes qu'elle contient à de fréquentes altérations, l'âge, etc.; toutes ces causes peuvent déterminer un catarrhe aigu ou chronique de l'oreille.

Le premier se manifeste par des douleurs intolérables, par la sécheresse de la pituitaire et de la membrane buccale; les mouvemens du cou sont gênés, la céphalalgie arrive avec des tintemens d'oreille : il y a bientôt exaspération de tous les symptômes; l'ouïe est fausse, la région latérale de la tête participe à la douleur et aux élancemens qui partent du tympan et vont au pharynx; la fièvre se joint à tous ces symptômes, elle marche souvent avec l'insomnie, le délire, quelquefois la frénésie, des attaques d'épilepsie, et enfin la mort. Alard cite des exemples terribles de cette phlegmasie. Ce même auteur avance que lorsque le catarrhe est borné à la cavité du tympan, il ne produit qu'une légère douleur qui se fait remarquer par quelques tintemens obscurs et un sentiment de tension que le malade supporte sans incommodité.

Le catarrhe chronique provoque souvent une excrétion surabondante de mucosités, qui par leur accumulation causent une surdité plus ou moins profonde, de même que ces mucosités siégeant long-temps dans l'oreille interne, laissent les nerfs auditifs dans un état de stupeur qui approche de la paralysie.

On a grandement agité ici cette question : savoir, si dans ce cas l'on devait toujours tenter la guérison de la surdité. L'on peut guérir la surdité quelque ancienne et profonde qu'elle soit, lorsqu'elle n'est que le reliquat d'un catarrhe chronique de l'oreille interne, en excitant d'abord une irritation sur la surface muqueuse éloigné du siége de la maladie, et, plus tard, en établissant un exutoire sur une des extrémités; toutefois, il convient de considérer l'âge, le tempérament et la force du sujet, avant de rien entreprendre.

La muqueuse de la caisse du tambour et des cellules mastoïdiennes, est aussi susceptible à l'inflammation qui peut être produite par des abcès et l'épanchement purulent dans ces mêmes cavités : cette affection ressemble en tout à l'otite. Toutes les causes qui enfantent cette dernière peuvent donc développer l'autre; ainsi toutes les impressions des corps extérieurs, les maladies éruptives, exanthématiques, la rougeole, la scarlatine, la variole, etc., les symptômes, la rapidité des accidens, sont les signes qui distinguent cette inflammation exquise de la phlegmasie catarrhale; la promptitude des périodes de cette maladie exige célérité et énergie dans la manière d'agir; à défaut des moyens indiqués selon les auteurs, on donne jour au pus par la ponction de la membrane.

Les abcès se manifestent d'ordinaire avec lenteur et sont toujours très graves; les signes qui les caractérisent sont une légère inflammation de la peau qui recouvre l'apophyse mastoïde, douleur gravative dans l'intérieur de cette partie. Après leur ouverture, ces abcès donnent lieu à un ulcère fistuleux, souvent incurable, quand l'os carié n'a pas été mis à découvert, la sécrétion purulente sort par la trompe d'Eustachi ou par l'oreille externe; après s'être fait jour par la membrane du tympan, la tumeur se propage derrière le pavillon de l'oreille, avec gonflement, dureté et peu de fluctuation.

Les maladies syphilitiques, le vice scrofuleux, la suppression d'un ulcère, etc.; un coup, une chute sur la tête, peuvent donner naissance à ces abcès que l'on ouvre dès leur développement par une incision; l'on applique les dessiccatifs, les spiritueux, l'eau mercurielle et le cautère actuel, lorsque la carie est profonde.

Les découvertes de nos célèbres anatomistes ont prouvé l'existence de l'hydropisie, de la caisse du tympan et des cellules mastoïdiennes, qui est toujours accompagnée de céphalalgie, dureté de l'ouïe, pesanteur et bruissement particulier au fond de l'oreille; cette affection qui survient à la suite des maladies aiguës, se reconnaît aux signes qui sont communs au catarrhe de l'oreille interne : dans ce cas, si la sérosité ne peut se faire jour par la membrane du tympan et lorsque la trompe d'Eustachi est oblitérée, on pratique une ouverture artificielle en perforant la membrane du tympan ou l'apophyse mastoïde. Ce dernier conseil des auteurs est entouré des dangers les plus grands auxquels l'hémorrhagie, la douleur, le spasme et la suffocation peuvent donner lieu.

Je ne m'arrêterai pas à démontrer qu'en général ce moyen doit être rejeté; on doit donc, autant que faire se peut, recourir aux injections par les trompes d'Eustachi, conseillée par Saissy, qu'il oppose aux épanchemens de sang et à l'accumulation des matières dans ces mêmes cavités, où la stase des fluides muqueux, cérumineux et lymphatiques, lesquels par leur constitution étant susceptibles d'épaississement, peuvent être concrétés, endurcis; de là, obstruction des cavités et des trompes d'Eustachi, et surdité inévitable : ce cas est fréquent dans le premier âge de la vie où l'humeur muqueuse prédomine les glaires de la bouche et des fosses nasales, s'amasse dans la caisse tympanique, s'y concrète et occasionne la surdité; de là résulte le préjugé des sourds de naissance, que l'on considère comme vice de conformation. Ces mêmes causes se produisent dans la jeunesse dont la prédominance lymphatique rend cet âge sujet aux éruptions galeuses à la tête, au visage, etc.

La caisse et les cellules mastoïdiennes peuvent aussi être obstruées par des matières crayeuses; les maladies vénériennes prédisposent à cette sécrétion, c'est du moins le sentiment d'Arnemann, de Leschevin, d'Ambroise Paré et autres auteurs. Sernnet rapporte qu'un homme à la suite d'une maladie vénérienne devint aveugle, sourd et muet.

La syphilis a une influence marquée sur les humeurs lymphatiques, elle tend à les épaissir et à les concréter, le virus se porte dans la caisse du tambour et les cellules mastoïdiennes, il y coagule l'humeur muqueuse qui abreuve ces cavités; ainsi l'existence de cette maladie, les dartres farineuses font présumer que la surdité est entretenue par un sédiment déposé dans ces cavités, ou par la carie de la portion osseuse concourant à former les différentes parties de l'oreille interne.

D'après nos anciens auteurs, les vices de conformation peuvent s'opposer à la fonction de l'organe de l'ouïe; l'absence des osselets, l'ankylose, en sont les causes fréquentes; la carie peut aussi endommager considérablement cet organe. Nous nous bornons seulement à l'indiquer, sans chercher à en reconnaître les causes qui sont très nombreuses, et que nous avons déjà énumérées.

Différentes maladies peuvent attaquer le labyrinthe, qui, de même que la caisse du tympan, est susceptible à l'inflammation de la membrane qui tapisse ces cavités, celle de la fenêtre ronde et ovale qui peuvent se relâcher ou s'épaissir, et s'endurcir, les vices de conformation, la perversion et l'épuisement de la lymphe de Cotuni, qui peuvent laisser dans le desséchement la pulpe nerveuse de l'organe de l'ouïe, et dans tous ces cas il y a altération plus ou moins grande dans l'audition.

Le bourdonnement, tintement, sifflement, suivant que le son est grave ou aigu, peut être produit par l'impulsion augmentée du sang dans les vaisseaux et artérioles de la tête comme dans les fièvres violentes : un transport de colère, la dilatation anévrismatique de quelques vaisseaux, un état de pléthore, l'usage immodéré des liqueurs, les mucosités qui bouchent en partie la trompe d'Eustachi, les tumeurs qui la compriment, la lésion du nerf acoustique, le son des cloches, la détonnation des pièces d'artillerie, en un mot le mouvement du sang, l'agitation de l'air peuvent les produire.

Ils sont par fois sympathiques et dépendent alors de l'histérie, de l'hypochondrie, des convulsions, des aliénations mentales, de l'embarras gastrique, des vers, de la turgescence bilieuse, de la cachexie, produite par les grandes hémorrhagies, etc.

Toutes les causes que nous avons énumérées peuvent également développer différentes affections aux trompes d'Eustachi et intercepter sa parfaite intégrité, qui est essentielle aux fonctions de l'organe de l'ouïe, en sorte que l'imperforation du pavillon, l'obstruction et l'oblitération de ce canal, l'engorgement catarrhal de cette partie et des parties voisines, l'angine gutturale altèrent plus ou moins l'audition.

Lorsque l'obstruction de la trompe est complète, la chirurgie présente deux moyens propres à rétablir l'audition : la perforation de la membrane du tympan et la ponction de la cloison membraneuse qui bouche le canal d'Eustachi.

L'idée de la première fut suggérée à Riolan, lorsque après avoir vu un sourd muet, s'être percé involontairement la membrane du tympan, acquit par ce moyen la faculté d'entendre. Le procédé simple du célèbre Cooper, pour perforer cette membrane, nous fut communiqué en 1800, et enfin nos auteurs modernes la conseillent dans les cas de surdité suivans : premièrement lorsque la cloison qui bouche la trompe est placée au niveau des bords du pavillon de cette même trompe; deuxièmement quand le conduit d'Eustachi est oblitéré dans toute son étendue; troisièmement quand la membrane du tympan est ossifiée et que d'ailleurs les autres parties de l'organe sont en bon état, et enfin Deleau jeune la préconise dans l'emploi des douches d'air.

La seconde opération nous fut indiquée par Bell, et Saissy la pratiqua en juillet 1813, sur la personne M. D., et la décrivit dans son traité; elle consiste à rétablir la trompe d'Eustachi dans son état naturel; on se sert pour cela d'une algalie munie d'un mandrin en baleine, gradué et à pointe, laquelle est portée dans la fosse nasale comme pour injecter la trompe; après s'être assuré qu'elle est parvenue à son orifice, on presse doucement jusqu'à ce que le défaut de résistance annonce que l'obstacle est vaincu.

Cette opération nous donne à connaître les progrès qu'a faits l'anatomie dans la structure de l'oreille à l'intérieur de laquelle il y a peu de temps il n'était pas permis de porter des médicamens. La machine présentée à l'Académie, en 1724, par Guyot, maître de poste de Versailles, nous laisse d'utiles et mémorables souvenirs. Cet homme qui étant sourd imagina de se sonder les trompes d'Eustachi, par la voie buccale, opéra lui-même sa guérison. La chirurgie qui, avec raison, toujours empressée d'accueillir ce qui peut être utile à son domaine, profitant de cette heureuse donnée, opéra par la voie nasale, qui permit ainsi de porter plus facilement les médicamens dans l'oreille interne.

Deseault et le professeur Sabatier furent les premiers qui pratiquèrent ce moyen dont l'usage ne présente rien de dangereux dans des mains sages et exercées. Itard, Saissy, Deleau en ont obtenus des succès contre lesquels on ne peut revendiquer, tant est avantageuse la disposition anatomique de ces parties. Néanmoins il restait à faire dans l'application de la thérapeutique aux maladies d'oreille, ce dont je me suis spécialement occupé en confectionnant un appareil propre à apporter une fin aux obstacles qui, jusqu'à présent, ont nui à ce procédé opératoire.

REMARQUES

SUR LE MODE D'APPLICATION

PAR

LE CATHÉTÉRISME DE LA TROMPE D'EUSTACHE.

Pour faire triompher la cathétérisme de la trompe d'Eustache dans les résultats de son application aux maladies de l'oreille interne, je jugeai convenable de faire disparaître les inconvéniens dont il était encore entouré et que nous allons signaler.

Premièrement, les conséquences que nous offrent les injections administrées par la méthode ordinaire, produisent quelquefois des douleurs intolérables à chaque introduction du siphon de la seringue dans la sonde; en second lieu, les seringues dont on se sert habituellement ne contiennent guère que quelques onces de liquide, en sorte que l'on est obligé de revenir à diverses reprises à la charge; ce qui inquiète le patient et lui ôte le courage d'y revenir assez souvent pour en retirer de bons effets.

Pour obvier à cet incident fâcheux, je fais communiquer la sonde avec mon appareil, par un conduit élastique qui permet à celui sur qui l'on opère des mouvemens variés sans ressentir les souffrances apportées par le déplacement dû aux autres moyens; en outre, j'ai substitué aux injections, des douches qui peuvent être continuées ou interrompues à volonté, et porter sur la partie convenue trois ou quatre litres d'eau médicinale, à une température que l'on peut élever ou abaisser, suivant le besoin et le but qu'on se propose.

Les sondes sont à une ou à plusieurs courbures proportionnées à la disposition des parties qu'elles doivent parcourir; elles sont terminées par un pavillon destiné à recevoir l'extrémité d'un tube allongé adapté à l'appareil, la douche est composée d'après les vues de l'opérateur.

On sent aisément de quel secours doit être cette médication administrée sous cette forme, par les trompes, dans la cure de la plupart des maladies de l'oreille, parce que cette voie procure l'éminent avantage de mettre en contact avec la partie affectée les molécules médicamenteuses qui, selon les circonstances, sont émollientes, si l'on traite une phlegmasie aiguë, légèrement excitante, si l'on a affaire à une affection chronique, détersives lorsque des matières étrangères, telles qu'une concrétion de mucus dans l'oreille interne ou une concrétion cérumineuse dans le conduit auditif externe, et enfin suivant la cause qui a produit la surdité.

Ces moyens, pour n'être pas défectueux, ne peuvent être administrés avec la seringue ordinaire, parce qu'alors ils pèchent souvent et du côté de la température du liquide qui doit être augmentée progressivement dans bien des cas, et du côté de l'application qui, par sa lenteur, aurait l'inconvénient d'augmenter la durée de ces sortes de séances; du reste, ainsi que Upus l'avait déjà fait observer, les interruptions que l'on met dans l'exécution des moyens doivent aussi contrarier leur efficacité.

Un autre défaut qui n'est pas moins grand, c'est que par les injections, même répétées, l'on ne parvient point à délayer, à entraîner promptement les parties concrétées dans l'organe de l'ouïe. Comme on a pu l'entrevoir, j'ai, par ma méthode, dompté ces inconvéniens.

On peut donc espérer à bon droit, en portant dans ces cavités des liquides chargés du principe médicamenteux appropriés au genre de lésion, de détruire ou au moins d'affaiblir et détourner plusieurs affections qui par elles-mêmes, ou leur concomittence, ont produit, ou peuvent produire, les lésions que nous avons signalées.

D'un autre côté, souvent les médicamens administrés sous formes liquides, n'ont point une action aussi favorable, si antérieurement on n'a pas employé l'usage d'une médication plus dilatante, tonique ou excitante, sous formes de vapeur qui parviennent ainsi bien plus facilement sur les parties où on se propose de les porter, et pénètrent plus commodément dans les diverses anfractuosités de l'oreille; leur présence est du reste, sous cette forme, moins irritable, moins incommode qu'à l'état liquide : enfin ces mêmes douches qui seraient contraires dans quelques cas des affections de l'oreille, produisent de bons résultats administrées sous formes de vapeurs sèches.

Il était donc naturel de songer au moyen qui pourrait réunir ces conditions, c'est-à-dire qui pût permettre de diriger dans l'organe malade les substances médicamenteuses, tantôt à l'état fluide, tantôt à l'état de vapeurs sèches et humides, dont la température pût être accrue au gré de l'opérateur, continuée suivant ses vues sans interruption et sans fatigue pour le malade; c'est pourquoi j'imaginai de confectionner un instrument qui, tout en réunissant ces avantages, fonctionnât suivant les projets du médecin; lequel étant assez considérable dans ses accessoires et les machines qui le composent, ne me permet pas d'en faire ici une description minutieuse. Je dirai seulement qu'il est divisé en deux parties, la première extérieure où se trouvent les récipiens et tubes de communication; la deuxième forme l'intérieur avec fourneaux, bouilloires et réservoir du condensateur, etc., me réservant d'en donner dans l'édition d'une seconde partie, la description exacte de tout ce qui le compose, avec figures et planches.

Exposition et application de notre nouvelle Méthode.

Aujourd'hui que l'utilité des douches de vapeur est œcuméniquement reconnue, que tous les praticiens recommandables en conseillent l'usage dans toutes les maladies aiguës et chroniques, les heureux effets qu'en obtiennent les professeurs Chaussier et Rapou, dans le traitement de la plupart de ces affections, les avantages qu'en retirent habituellement M. Mérat, contre toutes les espèces de paralysies; Itard dans la curation des hydropisies et de l'hydrocéphale aiguë; on sait avec quels succès Biett les oppose aux affections scrofuleuses et lymphatiques; M. Alibert aux maladies cutanées; Sanchez a dit : « Si l'on croit qu'il existe un « remède commode, et si efficace qui puisse « guérir tous les maux dont les hommes sont « souvent attaqués, ce n'est que dans les va- « peurs qu'il faut le chercher. »

Nous ne partageons certainement pas l'étendue des vues de ce praticien portugais, cependant il est évident que leur emploi a produit les plus grands résultats dans la classe des maladies en général.

M'étayant sur ces faits et sur les prescriptions qu'en ont données nos devanciers, je songeai donc aux moyens d'en effectuer convenablement leur application aux maladies d'oreilles.

Après avoir long-temps marché sur les traces de ceux qui se sont exclusivement occupés de ce genre de maladie, j'ai cru devoir donner la préférence à la méthode fumigatoire, avec l'espoir bien fondé d'obtenir de grands avantages de ce genre de médication, si je parvenais à faire pénétrer en abondance et avec une force mesurée, des douches liquides et des douches de vapeurs, chargées du principe de diverses substances, dans l'organe de l'ouïe, soit par l'oreille externe, soit par la trompe d'Eustachi.

Je poursuivis ma pensée : après des essais nombreux et après avoir surmonté les inconvéniens d'un appareil fumigatoire, je parvins à mon but, c'est-à-dire, à faire parcourir à la vapeur et au liquide l'espace desiré; à augmenter, à diminuer sa force et son degré de température sans arrêter la rapidité de son cours qu'on modère à volonté; c'est le tempérament, c'est la nature de l'affection et la période plus ou moins avancée qui doivent déterminer l'opérateur dans le choix des douches médicamenteuses aussi bien que sur le lieu de l'application; ce sont aussi les mêmes motifs qui l'engagent à diriger la colonne du fluide avec plus ou moins de force, pour arriver au but qu'on se propose.

Nous ne prétendons point faire de cette méthode une panacée et la donner comme infaillible, mais nous pensons qu'elle peut trouver sa place chaque jour, dans la pratique des gens de l'art. Le premier avantage de son mode d'application, est de n'être point douloureux, d'apporter des soulagemens assez prompts, et de ne laisser aucunes de ces cicatrices difformes, et parfois dégoûtantes, que l'on doit à l'usage des moyens violens et quelquefois empiriques. Pour certaines personnes, la seule appréhension de la douleur qui va suivre l'application d'un exutoire, le pressentiment de la cicatrice qui lui succédera, sont suffisans pour la détourner d'user de semblables moyens; c'est du reste avec quelque raison, car ces moyens douloureux échouent la plupart du temps.

On obtient les vapeurs médicamenteuses, tantôt en dirigeant un courant d'air chaud, ou de vapeurs aqueuses, à travers les substances prescrites; tantôt en projetant celles-ci sur une surface plus ou moins élevée en température. Les substances les plus usitées sont dans le règne végétal, celles qui, exposées à l'action du calorique, laissent échapper des parties odorantes ou aromatiques; cette classe comprend la famille presque entière des labiées; les feuilles et les semences d'un grand nombre d'ombellifères, quelques composés, plusieurs crucifères; enfin dans diverses familles, beaucoup de plantes dont le principe odorant réside soit dans les fleurs, soit dans les semences, la racine, l'écorce, le suc des fruits, et les sucs excrétés des feuilles ou du tronc; l'application du calorique dégage des plantes renfermées dans les classes que nous venons de citer, des huiles essentielles et quelques traces de soufre.

Les plantes stupéfiantes et narcotiques sont

remarquables par une odeur vireuse qui fait pressentir la nature de leur action sur l'économie vivante. Les phénomènes que ces substances provoquent dans l'organisme semblent tellement liés à l'odeur qu'elles exhalent lorsqu'elles sont fraîches, qu'il est permis de croire que leur propriété médicale réside également dans quelques principes volatils qui ont échappé jusqu'ici à l'investigation chimique.

Le vin, le vinaigre, l'alcool, les éthers sont assez fréquemment vaporisés dans les appareils fumigatoires.

Le musc, le castoreum et l'ambre gris, sont à-peu-près les seules substances du règne animal, propres aux fumigations médicamenteuses; on les expose pour les vaporiser à un courant de vapeur humide ou mieux encore à un courant d'air chaud.

Les substances minérales méritent un examen d'autant plus approfondi, qu'elles ont une action plus prononcée sur l'organisme que la plupart des corps médicamenteux, fournis par les deux autres règnes. Les médicamens de ce règne les plus employés, sont : le soufre, le calomélas, le cinabre, le sublimé corrosif ,le protoxide de zinc, etc.

Il serait facile de faire une longue énumération des agens fumigatoires tirés des trois règnes et de dévoiler leurs préparations chimiques; mais nous pensons que ce n'est point ici le lieu de faire étalage d'érudition, et nous renvoyons aux auteurs qui ont écrit sur ce sujet, ceux qui desireraient des notions plus étendues sur cette matière que nous ne devons pas même effleurer, puisque ce n'est pas là le but de notre travail.

Nous avons comme l'on voit des douches de vapeurs humides, des douches liquides et des douches élastiques.

Pour obtenir de ces moyens l'effet desiré, il faut qu'ils soient dirigés par une force motrice qui en règle et leur température et leur vitesse, sans quoi ils n'auraient pas l'utilité qu'on en attend; en sorte que la médication puisse pénétrer dans toutes les cavités et anfractuosités sur lesquelles on les dirige; en maîtrisant son action, afin qu'elle ne soit susceptible de causer aucun dérangement dans les fonctions des organes de ceux qui s'y soumettent.

La durée des douches et du traitement dépend des progrès de la maladie et de l'intensité des symptômes, mais pour la plupart des affections chroniques de l'oreille, souvent elles agissent avec beaucoup de promptitude; plusieurs personnes ont dû leur guérison à leur persévérance; il n'est cependant pas nécessaire d'en prolonger l'usage jusqu'à disparition totale des symptômes, souvent même il ne s'agit que de donner plus d'énergie à la circulation, pour changer la direction vicieuse des humeurs et rappeler la fonction des glandes cérumineuses.

Mais n'ayant pu fonder que sur l'expérience, auxiliaire indispensable du raisonnement, les bases de ce traité méthodique, je me croirais donc répréhensible si je ne publiais une particule des remarques et des observations que j'ai recueillies de l'emploi de ce puissant moyen thérapeutique appliqué aux maladies internes et externes de l'oreille.

1re OBSERVATION.

Desséchement de la membrane tympanique.

M. P. J., âgé de 55 ans, éprouvait depuis de longues années des bourdonnemens fort incommodes, qui avaient amené une surdité aux deux oreilles. Obligé par affaires d'être souvent en voyage, il s'était habitué à un régime excitant et à l'abus des boissons alcooliques, il se présenta à ma consultation le 14 août 1833. Doué d'une constitution forte et sanguine, sa cophose venait d'être combattue par l'application de sangsues au pourtour de l'auricule.

Les traces d'un large vésicatoire existaient encore à la nuque; à ces révulsifs on avait ajouté plusieurs purgatifs qui n'avaient produit aucun amendement; enfin on avait cru devoir établir un exutoire au bras, pensant que son action dérivative pourrait avec le temps procurer au malade un mieux, si l'affection était due à un principe quelconque; c'était là du moins la pensée du praticien qui avait entrepris ce malade, sur la recommandation du pasteur du lieu, qui plus tard me l'adressa.

Je plaçai le malade dans une position propre à inspecter l'oreille externe, à la faveur d'un rayon solaire, savoir le conduit auditif et la membrane du tympan; aucun corps n'obstruait ce conduit, il paraissait dans son état naturel, il était privé de cérumen, dans son fond; la membrane du tympan était pâle et inerte, ce que confirmait le contact de la sonde. Je présumai donc, qu'il y avait desséchement de cette membrane; que c'était probablement à ce manque de lubréfaction, à cette privation de souplesse, qu'était due la surdité de mon client; qu'en conséquence tous les moyens employés avaient eu une fin opposée au but du traitement, et qu'on avait dû par l'usage des exutoires et autres moyens propres à faciliter l'absorption, donner plus d'intensité à la maladie.

Je jugeai donc convenable de le soumettre aux douches de vapeurs émollientes auriculaires externes, auxquelles j'ajoutai les douches liquides; je mêlai à cela l'emploi d'une mixture émolliente; il éprouva bientôt de l'application de ces moyens un soulagement sensible, les bourdonnemens diminuaient chaque jour, le malade s'applaudlssait d'un changement si prompt. Je lui conseillai de continuer encore quelques jours, mais ses affaires ne lui permettaient pas de séjourner plus long-temps dans notre ville; il est rentré dans le tourbillon où l'entraînaient ses occupations, s'estimant très heureux, d'avoir recouvré un bienfait d'autant plus précieux, qu'il n'y comptait déjà plus, attendu que diverses personnes avaient portés, auparavant, sur cette affection, un pronostic tout-à-fait défavorable. Je l'engageai alors à changer un peu son régime de vie, à se faire quelques privations, et surtout à bouder un peu Bacchus.

Beaucoup de personnes, pour lesquelles l'art aurait des ressources assurées, laissent aggraver le mal, et n'en réclament les soins qu'à la dernière extrémité. Il en est aussi qui appréhendent un traitement nouveau, parce que d'infructueux ne leur ont procuré souvent que l'accroissement de la souffrance.

C'est ainsi que monsieur avait dans le principe négligé sa position, surtout dans sa profession, souvent en voyage, exposé à éprouver toutes les variations de l'atmosphère ; il déclarait lui-même avoir eu plusieurs refroidissemens, lesquels avaient amené d'abord de l'embarras dans l'audition et avec le temps une dureté de l'ouïe assez considérable.

Il est à conjecturer, que le mal a débuté par un catarrhe de l'oreille, lequel par manque de soins n'était point arrivé à une entière résolution, et avait laissé la tension et l'endurcissement de la cloison tempynique, car le malade entendait mieux, lorsque le temps était humide et par un vent du sud, que dans des circonstances opposées; la membrane était d'autre part peu sensible et résistait fortement à la sonde, les glandes qui secrètent le cérumen n'exerçaient plus leurs fonctions.

Il était donc facile d'établir notre diagnostic, et de nous déterminer sur le genre de traitement que nous aurions à suivre ; les douches de vapeurs émollientes, qui par leur propriété expansive, administrées sous diverses formes, avec les toniques, produisirent bientôt l'effet que nous avions lieu d'en attendre. La membrane du tympan reprit insensiblement sa souplesse, et son élasticité devint plus impressionnable aux rayons sonores.

C'est ainsi que s'explique l'amendement favorable que nous avons obtenu.

2e OBSERVATION.

Dureté de l'ouie. — Épaississement de la membrane du tympan. — Suite syphilitique.

M**, âgé de 34 ans, négociant à Lyon, de constitution délicate, tempérament nervoso-bilieux, était affecté de dureté de l'ouïe depuis le bas âge; il attribuait cette dysécée à un vice héréditaire: ils étaient trois dans sa famille atteints de cette infirmité. Ayant contracté une maladie vénérienne, laquelle avait porté ses ravages sur divers points de l'économie, la dureté de l'ouïe s'était accrue au point, qu'il n'entendait plus que des sons confus, même lorsqu'on parlait à voix haute: cet état avait persisté après la disparition de la syphilis.

Sa position dans le monde, ses occupations commerciales, lui faisaient sentir l'avantage de pouvoir communiquer avec ceux qui l'entouraient. Disposé à faire les plus grands sacrifices, pour recouvrer l'usage de ce sens précieux, il part pour Paris ; les praticiens les plus célèbres dans la cure de ces affections sont consultés; les émissions sanguines générales et locales ne sont point oubliées; on leur fait succéder deux moxas sur les apophyses mastoïdes, les douches minérales, les injections de toute nature sont essayées; enfin, sa tête est en partie rasée et sa surface dénudée est recouverte d'un large vésicatoire, mais inutilement.

Désespéré de ne pouvoir obtenir un amendement notable, il rentre après deux mois de traitement dans ses pénates; il se résigne pendant deux années à son sort ; enfin, bercé par l'espoir de trouver cette fois dans la capitale un auriculiste plus habile que le premier, il se remet en route et entreprend un nouveau traitement, qui ne diffère du premier, que par les douches d'air, dans l'oreille moyenne; épreuve à laquelle il se soumit pendant un temps assez long. Pour seconder l'action de ce topique nouveau, il fut doté d'un séton à la nuque, qu'il garda près d'un an. Tous ces essais ne lui laissant que le souvenir de la douleur, la marque des cicatrices et la nudité de son chef; il rentre désolé dans ses foyers.

Plus tard il apprend par une personne que je venais de délivrer de cette infirmité, que je possédais des moyens propres à combattre ce genre d'affection ; il se présente à ma consulte en août 1833. Ses réponses à mes questions n'étaient pas capables d'éclaircir mon diagnostic, car il voulait de toute force que son infirmité fût héréditaire ; l'examen du conduit auditif externe me fit reconnaître, qu'il était desséché et parsemé de distance en distance de petits ulcères d'un fond grisâtre, d'un rouge foncé à leurs bords ; la membrane du tympan présentait une bande d'un blanc mat, qui partant de son centre, se rendait à sa partie inférieure ; les trompes d'Eustache paraissaient libres.

Bien que l'audition se fût sensiblement altérée, ses fonctions se remplissaient encore, ce qui me persuadait que cette affection n'était nullement sous l'influence d'une lésion de la pulpe nerveuse Je pressentis, qu'elle occupait la membrane et qu'elle était due à son épaississement interne et à son dessèchement ; diagnostic fondé sur le changement de couleur du segment inférieur de la membrane du tympan, qui ne pouvait être attribué qu'aux suites du vice syphilitique et à l'absence totale de la sécrétion cérumineuse. Persuadé que c'était là les causes du phénomène morbide, qui troublait l'audition ainsi que les érosions que nous avons signalées dans les conduits auditifs, je lui conseillai, sans cependant lui en garantir le succès, l'application de ma méthode; les douches de vapeurs émollientes auriculaires externes furent administrées. Je donnai dans l'intervalle deux émétiques légers et pour boisson une tisane laxative et légèrement sudorifique. J'ajoutai à cela pour exciter le ton de la muqueuse pituitaire et favoriser la sécrétion des mucosités nasales, quelques prises de composé sternutatoire; quelques douches de vapeurs élastiques de cinabre, dirigées dans l'oreille externe, furent de toute urgence, pour faire disparaître les ulcérations du conduit auditif.

Ces moyens ont été suffisans pour rendre à M** le sens de l'ouïe, au point qu'il entendait le son d'un quart de degré de mon acoumètre à cinq mètres de distance.

La dureté de l'ouïe chez ce sujet préexistait à la maladie vénérienne, mais cette dernière avait augmenté son intensité. L'infirmité jusqu'alors, n'empêchait point la personne de vaquer à ses affaires; mais le principe morbifique de la syphilis lui ôta bientôt la faculté de continuer ses relations. Le malade ne négliga rien, pour détruire l'affection principale, mais sa disparition ne lui rendit point l'usage accoutumé de ce sens. La surdité resta; il est bon de noter de l'aveu du malade, qu'il avait eu des ulcérations au palais et dans le fond de la gorge; nous en trouvâmes nous-même, après la guérison, dans le canal auditif externe. Il est à présumer que leur présence sur ces divers points pouvait avoir déterminé une phlegmasie des muqueuses du voisinage, qui aurait pu s'étendre jusqu'à la membrane du tympan; la résolution pourrait n'avoir pas été complète et avoir laissé quelque peu de sécrétion, qui s'était épaissie contre la membrane, par l'état du dessèchement, qui existait dans l'organe, auquel on peut attribuer la dureté d'ouïe primitive.

Ce qui expliquerait l'état pathologique qui nous occupe; cette présomption est encore appuyé par la différence de coloration de la membrane.

Or, il n'est pas étonnant d'avoir vu dans ce cas, la dureté de l'ouïe portée à ce point. On sait que dans les engorgemens de l'arrière-bouche, des fosses nasales, la pituitaire qui recouvre toutes ces parties et l'intérieur de la trompe, peut être gonflée ; que des mucosités peuvent s'y accumuler et s'y concréter; que les amygdales engorgées peuvent comprimer les trompes et occasioner d'une manière mécanique, la surdité.

Les premières indications avaient été remplies; le vice syphilitique avait été combattu, mais il est facile de saisir, que si la membrane du tympan avait acquis un certain degré d'épaisseur, les remèdes internes et les topiques auraient un résultat bien douteux; les premiers pourraient bien détruire la cause, mais l'effet resterait.

3e OBSERVATION.

Surdité catarrhale. — Carie du conduit auditif.

M. P. A. Berrat, teneur de livres à Lyon, âgé de 45 ans, d'un tempérament sanguin, de constitution bonne, militaire en 1813, fut atteint en montant la garde sur les murs de Valenciennes, par un temps froid et humide, d'une fluxion aux deux oreilles, avec raideur des muscles du cou et difficulté des mouvemens de la tête, douleurs insupportables dans les oreilles, suivies de bourdonnement, de fièvre et de délire, surtout lorsqu'on comprimait entre la branche du maxillaire inférieure et l'apophyse mastoïde. Traité assez méthodiquement, dans le principe, les douleurs dont il était tourmenté disparurent, mais une surdité resta, et elle acquit un degré d'intensité, tel que, ne l'estimant plus propre à la profession des armes, le conseil de révision le réforma.

Rentré dans ses foyers, son premier soin fut de chercher à se débarrasser de son infirmité : il eut recours aux gens de l'art, sans retirer des résultats satisfaisans de leurs prescriptions.

Il vint me consulter le 20 mai 1833 : la surdité était complète, il ne pouvait m'entendre d'aucune manière, nous nous entretînmes par écrit. Il accusait de violens maux de tête, des tintemens dans les oreilles, toutes les fonctions étaient troublées, le sommeil l'avait quitté, les digestions étaient pénibles; les selles rares et difficiles, il était par intervalle dans un état d'hébétude, son état pléthorique, la violence des phénomènes inflammatoires me firent augurer qu'il y avait congestion sanguine locale.

Poursuivant mes recherches, j'introduisis la sonde dans le conduit auditif externe. Je crus y rencontrer un corps étranger très sec, lequel sous la percussion de la sonde résonnait comme un corps osseux et faisait, par son attouchement, éprouver au malade quelques légères douleurs.

Je le soumis dès ce moment à l'application des douches de vapeurs émollientes auriculaires externes; après l'administration de la douche, j'instilai dans les oreilles quelques gouttes de mixture émollientes, je lui prescrivis une boisson tempérante ; après cinq jours de ce traitement, j'entrepris d'expulser du conduit auditif le corps qui l'obstruait ; ce ne fut pas sans difficulté que je parvins à extraire, au moyen d'une curette, quelques particules d'une matière granuleuse, que je pris au premier abord pour du cérumen ; je continuai l'emploi des mêmes moyens, et le 29, j'enlevai une nouvelle partie de matière, d'une odeur fétide, mêlée de flocons membraneux. Le 30, après une même extraction, il se déclara une hémorrhagie par les oreilles, à laquelle je n'opposai aucun moyen pour l'arrêter. Le 2 juin, je découvris, qu'il existait une dépression à la partie supérieure et postérieure des conduits auditifs, près de la cloison ; enfin, étant parvenu à désobstruer complètement les conduits, il fut permis d'entrevoir l'état de la membrane et les progrès de la carie. La cavité qu'elle présentait, était capable de recevoir une petite noisette. Pour m'en assurer, j'avais introduit une sonde un peu courbe, à une de ses extrémités, et par ce moyen je pouvais juger de sa profondeur et de sa circonférence. Ce qui me parut surprenant, c'est que le cadre osseux, qui reçoit la membrane du tympan, n'avait pas encore souffert de ce voisinage, et la membrane elle-même ne présentait ni inflammation, ni déchirement, seulement elle avait une couleur catarrhale, ce qui me fit présumer, qu'il existait dans la caisse une congestion de cette nature.

Depuis ce jour, toutefois, l'audition parut à notre grande satisfaction, au point que M. Berra entendait ce qu'on lui disait à voix ordinaire, à la distance de cinq à six pieds. Je persistai dans l'emploi des mêmes moyens et pour achever la guérison, j'ajoutai des douches auriculaires internes et externes liquides.

J'eus l'occasion de revoir M. Berrat trois ans après ce traitement, jouissant toujours de la faculté d'entendre, il n'a point éprouvé dans tout ce laps de temps les incommodités auxquelles il était assujéti, tels que maux de tête, tintemens d'oreille, etc.

On peut donc regarder cette cure comme l'une des plus solides que l'on puisse obtenir; la maladie a commencé sous l'influence d'une température froide et humide; les muqueuses qui tapissent l'oreille en ont été désagréablement affectées, elles ont été irritées, enflammées, de là la violence des douleurs, produite par la congestion sanguine locale, les maux de tête, la réaction du système nerveux, sur les organes de la digestion, le trouble dans toutes les fonctions sensoriales : c'était là la période inflammatoire, les saignées, les sangsues, les antiphlogistiques, le repos et le régime ont apaisé ces phénomènes morbides; toutefois la résolution n'a pas été entière; cela tient à la profession, qu'exerçait alors le malade, il n'a pu être soustrait totalement aux variations de l'atmosphère. S'il eût été dans d'autres conditions de vie, il est conjecturable, que le catarrhe n'aurait pas passé à l'état chronique et l'inflammation sourde qui a persisté n'aurait pas laissé ces ravages. Lorsque M. B. obtint son congé, le mal avait déjà gagné les parties osseuses du conduit et travaillait sourdement; les moyens curatifs qu'il mit en usage, s'ils n'avaient pas la gravité du mal, ne l'arrêtèrent point dans son cours.

Notre examen nous fit découvrir un corps dans le conduit auditif, d'une forte consistance, qui probablement était un mélange de cérumen et de pus provenant de la carie, durcis avec le temps; il obstruait le passage des rayons sonores, avait fait perdre à la membrane du tympan une partie de sa sensibilité, et par son contact permanent, avait déterminé une irritation chronique. La première indication à remplir consistait donc à dilater cette matière, pour parvenir plus facilement à son extraction.

C'est ce que nous fîmes, par l'usage des douches émollientes, continuées pendant plusieurs jours.

Nous marchâmes avec lenteur, pour ne point irriter le canal et mîmes à découvert la membrane du tympan et la carie, et pour lui rendre son état normal, nous eûmes recours aux douches par la trompe d'Eustache, dont l'action modératrice adoucissante était encore propre à débarrasser cette cavité des matières, qui auraient pu s'y accumuler par suite de l'affection catarrhale de la muqueuse. Nous en secondâmes les avantages par des douches externes stimulatrices, propres à exciter son énergie vitale, et à changer la nature de l'inflammation osseuse. Ces moyens simples en apparence, mais prudemment administrés, ont eu le résultat que nous avons indiqué, puisque le sujet depuis cette époque jouit du plaisir de communiquer avec ses semblables et d'étendre par le nouvel usage de ce sens, ses relations de toute nature.

A cette observation on peut citer l'exemple suivant : La carie à cet organe, qui d'ordinaire est peu accessible à toute opération efficace, peut de cette méthode retirer d'appréciables secours. Son application pendant une quinzaine de jours arrêtait les progrès d'une carie du fond du conduit de l'oreille gauche, qui était la conséquence d'une chute, qui depuis dix ans voilait l'audition de M. l'abbé de L. à Bordeaux, que nous avons vu reparaître à sa grande satisfaction.

5e OBSERVATION.

Phlegmasie catarrhale, embarras des trompes d'Eustache.

Madame la marquise de ***, âgée de 46 ans, d'une constitution très irritable, sujette à de fréquentes attaques nerveuses et sous l'influence d'un catarrhe pulmonaire, avait dans sa jeunesse par soin de toilette imprudemment exagéré, contracté l'habitude de plonger la tête dans un mélange d'eau fraîche et de Cologne. A l'âge de 32 ans, des bruissemens se déclarèrent dans ses oreilles, semblables au bruit que forme le courant d'une forte rivière; les sons aigus étaient perçus avec une extrême sensibilité. Ce prélude d'une surdité complète pensa éveiller l'inquiétude de madame, à qui la position dans le monde et le naturel philosophique faisaient oublier des soins personnels; les conseils de son docteur furent enfin mis en pratique; deux saisons passées aux eaux, soulagèrent beaucoup son état général, mais sa surdité resta stationnaire et résistible à toutes les médications qu'on lui avait administrées.

Je fus consulté par madame la marquise en octobre 1835. J'explorai son oricule : une oreille me présentait l'aspect d'un organe inerte, le dessèchement était tel, que la membrane du tympan paraissait éraillée et très épaisse, d'une couleur et d'une consistance parcheminée. L'oreille droite au contraire se trouvait remplie d'une matière blanchâtre, très dure, que le docteur Saissy nomme crayeuse, les trompes d'Eustache paraissaient être obstruées, l'air ne faisait nullement ressentir sa présence dans les cavités tympaniques.

La poitrine était un peu embarrassée, l'expectoration des plus abondantes, il y avait grande irritation de l'arrière-bouche avec engorgement des glandes amygdales et des piliers du voile du palais; la langue était chargée, les yeux et la face marquaient cet état de langueur que cause toujours les digestions pénibles et la rareté des évacuations journalières.

Je soumis madame ***, à la médication atmidiatrique auriculaire, les douches de vapeurs émollientes externes, ainsi que les liquides incitatifs au nombre de quinze, produisirent un petit mieux que nous augmentâmes par l'application des douches liquides internes à pression modérée, nous parvînmes, et, sans fatiguer la malade, à désobstruer les trompes d'Eustache; à l'aide des mes appareils nous y fîmes pénétrer, en une douzaine de séances, une trentaine de litres de liquides, qui entraînaient une partie considérable de matières glaireuses mêlées de petits flocons puriformes durcis, ce qui contribuait beaucoup à rappeler un peu plus l'audition.

Je suspendis alors l'usage de ces moyens, je prescrivis un régime doux, les pastilles d'émétine pure, une boisson délayante et deux drastiques, pour traitement interne, des soins hygiéniques; une mixture tonique et des injections stimulantes furent prescrites pour le traitement local, plus, l'usage des sternutatoires à petite dose.

Enfin je dirai que la surprise de madame fut grande, lorsque après ces moyens qui agirent d'une manière toute mécanique, si je puis m'exprimer ainsi, nous pûmes entrevoir les progrès de l'amélioration qui lui procuraient la satisfaction d'entendre avec netteté tous les sons qui frappaient ses oreilles, ce dont elle avait été privée depuis douze ans.

Le traitement fut continué comme un dérivatif pour détourner la cause primitive, conforter les parties affaiblies, rappeler en plus l'audition et éviter enfin la récidive.

Madame la marquise de ***, m'écrivit depuis, se félicitant de sa position.

L'expérience m'avait assez fourni de preuves sur l'action de ce traitement, pour me persuader dans la ferme conviction que j'avais de la puissance des moyens atmidiatriques, mis en action par mes appareils, dans ces sortes d'affections, lesquels même j'avais administrés antérieurement à différents sujets classés dans l'ordre de ces maladies ; entre autres à Mlle Philippe, sœur utérine de M. Dechamps, pharmacien, rue Saint-Dominique à Lyon, sous l'influence catarrhale. Sa surdité que l'on pouvait considérer comme métastatique lui était survenue à la suite d'un refroidissement dont elle fut saisie après une longue station faite dans une église froide et humide. Après avoir fait usage de l'eau de Barège, de quelques autres topiques et d'application de vésicatoires, que lui conseillait le docteur Pillet, son neveu, elle vint se soumettre à ma méthode que je lui appliquai sous la même forme qu'au sujet de la précédente observation, dont elle recueillit une parfaite guérison.

Même cas.

M. Orcel, rentier à Lyon, ex-administrateur des hospices de la même ville, âgé de 78 ans, fut pris à l'âge de 36 ans d'une bronchite dont les suites lui laissèrent une forte dureté de l'ouïe qui augmentait par les temps froids et humides, à laquelle il ne put apporter que des palliatifs pendant la durée de 40 ans. Ne considérant point l'âge avancé de ce sujet comme une cause de sa surdité, je le soumis aux principes méthodiques employés mêmement que sur les sujets précédens, dont il récupéra l'usage des fonctions de l'ouïe comme s'il n'eût jamais éprouvé aucune lésion dans l'organe auditif.

8e OBSERVATION.

Surdité, engorgement inflammatoire.

Les fils Berthol, de St-Louis (Mexique), furent de bas âge, tous deux atteints de surdité. M. Berthol père, que l'industrie commerciale avait élevé à une fortunée position, propriétaire, directeur de plusieurs usines, pensait y faire succéder l'un de ses fils; mais envisageant l'obstacle qui s'y opposerait, résolut de faire des tentatives pour faire cesser la dysécée qui affligeait sa famille; il fixa son choix sur son fils aîné, et comme il n'y avait pas en son lieu de médecin qui s'occupât spécialement de cette affection, il fut envoyé à Mexico, où il subit un traitement assez long, l'application de vésicatoires, les moxas sur les apophyses mastoïdes et les injections par les trompes d'Eustache furent employées : on persista dans l'application de ces moyens pendant un an consécutif, sans avoir obtenu aucun amendement; il fut ensuite envoyé à New-York, où un chirurgien habile mit cette fois les premiers moyens de côté, pour recourir aux opérations; la perforation de la membrane du tympan fut faite sans résultat, on lui fit succéder l'ablation de la luette, à laquelle le jeune malade se soumit sans avoir pu en retirer aucun avantage pour son audition; il rentra donc aux foyers paternels fort découragé.

Plus tard enfin, les parens espérant trouver en France plus de ressources à l'infirmité de leur fils, l'envoyèrent, sous la direction de M. Sire, oncle du jeune homme qui l'amenait en France, où ils eurent connaissance de la méthode atmidiatrique, dont ils voulurent essayer avant que de le soumettre à des traitemens violens, voulant ainsi soustraire, si c'était possible, sa constitution délicate à de nouveaux traitemens douloureux, auxquels son affection avait déjà résisté. Son oncle vint se présenter à ma consulte, et me l'amena instantanément en septembre 1836. J'inspectai les oreilles du jeune Amédée Berthol, âgé de 19 ans, d'un tempérament lymphatique. Sa surdité était très forte aux deux oreilles; il accusait ne pas se souvenir avoir de sa vie mieux entendu; je portai soigneusement mon attention sur une inflammation qui existait au voisinage des conduits d'Eustache; de l'aveu du malade j'acquis la certitude qu'il avait été depuis son bas âge sous l'influence de cette irritation à laquelle il s'était habitué, ce qui me fit suspecter une plénitude des cavités auriculaires et des trompes d'Eustache, joint au relâchement des membranes tympaniques.

Je jugeai donc convenable de le soumettre à l'application des douches de vapeurs toniques auriculaires externes, je prescrivis des gargarismes émolliens et détersifs, des pédiluves excitans; après quinze jours de l'usage de ces moyens, l'ouïe devint plus sensible; j'appliquai les douches liquides internes toniques, dirigées sur l'oreille moyenne qui produisirent chaque jour l'expulsion d'une grande quantité de matières glaireuses mêlées de petits flocons grumeleux, bientôt après, nous aperçûmes un mieux bien marqué. J'aidai ces moyens par quelques émétiques et minoratifs. Ferme dans la persévérance des douches internes qui amenèrent après un traitement alternatif de trois mois, l'ouïe parfaite de l'oreille droite et la gauche à peu de chose près, aussi bonne. Satisfait de la conquête, de ces grands résultats, il repartit fort reconnaissant, pour se rendre dans ses lointains parages. Je lui conseillai en même temps de s'abstenir de l'usage immodéré du tabac qu'il fumait et mâchait au point de ne pouvoir s'en passer même la nuit.

Il est évident que l'inflammation qui existait chez ce sujet au voisinage des conduits gutturaux, y entretenait l'irritation de la muqueuse qui revêt ces parties, qui en se propageant dans l'oreille moyenne, engouait aisément ce conduit, rétréci d'ailleurs par le gonflement inflammatoire et le dépôt sédimenteux qui s'y était formé; il en résultait alors que cette cavité emplie d'une matière sécrétée plus ou moins irritante, refluait dans les cavités labyrinthiques et les cellules mastoïdiennes, lésait le nerf acoustique et la membrane du tympan.

Or donc, je dirai que dans ce cas les douches liquides internes, à la manière que prêtent, mes appareils, nous furent de la plus grande utilité. L'abondance du liquide fourni par ce moyen devient une des principales causes des éminentes ressources qu'on en retire; il est dans cette circonstance bon d'observer que, malgré la perfection que nos auteurs modernes ont apportée aux sondes et à leur application, les stériles succès obtenus par le cathétérisme de la trompe d'Eustache, tiennent à l'imperfection des moyens avec lesquels on l'a exercé jusqu'à ce jour.

Néanmoins, on peut le considérer comme une importante découverte dont les progrès anatomiques ont permis de porter convenablement la médication dans l'oreille moyenne, mais c'est avec d'impérieuses raisons que des améliorations devaient y être apportées, et que, pour obtenir les résultats qu'on a lieu d'attendre de son application, il fallait y ajouter des moyens qui, en agissant plus énergiquement, facilitassent l'action de la puissance thérapeutique. (Voyez l'emploi de mes appareils, page 33.)

9e OBSERVATION.

Surdité survenue à la suite de couches.

Madame Monmessin, âgée de 31 ans, à Lyon, rue du Bœuf, d'une assez bonne santé, favorablement constituée pour l'enfantement, ayant toujours menée une vie active, fut frappée de dureté d'ouïe aux deux oreilles, à la suite de sa première couche; elle y portait peu d'attention, pensant que son rétablissement total dissiperait cette affection qui persista.

Inquiète alors de sa position, elle consulta son médecin qui lui conseilla un second enfantement, espérant que si du moins la cause première avait pu produire la phlegmasie, la même cause pourrait bien la détruire.

Elle suivit strictement l'ordonnance jusqu'au cinquième qu'elle allaitait même selon la prescription, cela n'empêcha point les progrès de la surdité qui devint complète d'une oreille. Elle avait renoncé à l'espoir de guérir, une série de remèdes avait été employée vainement, résolue à ne plus faire aucune tentative.

Mais comme la fatalité poursuit toujours le malheur, le séjour d'une habitation humide détériora l'audition de sa bonne oreille; désespérée de ce contre-temps, elle vint me consulter en juillet 1834.

D'après l'inspection de l'auricule, et les circonstances commémoratives données par madame, je regardai sa surdité comme dépendante d'un commencement de perversion lymphatique.

Je la soumis aux douches de vapeurs émollientes auriculaires externes, succédées par celles emménagogues excitans; je fis suivre ces dernières par les liquides internes expulsatrices, et l'usage d'un topique employé localement.

Quoique le temps du traitement ait exigé une élévation de température dans l'emploi des vapeurs médicamenteuses et que nous augmentâmes la pression de l'appareil injecteur, madame, qui n'avait point été incommodée ni n'avait ressenti aucune douleur sous l'influence de ces moyens, semblait penser que sa guérison tenait du prodige (expression de la malade.)

Son ouïe se trouvait ramenée à un degré de perfectibilité tel, que les sons aigus semblaient la fatiguer. Toutefois, il paraît que madame ne mit pas tout-à-fait de côté la première ordonnance. Je la vis 18 mois après, elle m'apprit que récemment la féconde nature venait de lui donner deux jumeaux bien portans, sans que cela ait porté atteinte à son audition, seulement cette grande sensibilité avait disparue.

Cas identique au précédent.

Madame M..., rue des Feuillans à Marseille, âgée de 39 ans, tempérament éminemment sanguin, fut aussi saisie à la suite de couches d'une cécité des fonctions auditives; elle fut depuis, à différentes époques, attaquée de fièvre intermittentes, d'affections nerveuses et de violentes douleurs de tête. Elle vint se soumettre à un traitement que je lui administrai, ainsi qu'au sujet de la précédente observation, dont elle retira une amélioration et la disparition des douleurs lancinantes qu'elle ressentait continuellement dans les oreilles et à la partie postérieure de la tête.

11e OBSERVATION.

Surdité dite paralysie de l'ouie.

M. le baron ***, chevalier de la légion d'honneur, âgé de 50 ans, se trouvait en 1814, sur le champ de bataille; un boulet de canon passant avec rapidité à peu de distance de sa face, le renversa contre terre; ses frères d'armes qui d'abord le crurent mort, l'inspectèrent, et ne trouvant aucune blessure, songèrent à le retirer de la profonde léthargie où il était, en lui versant avec abondance de l'eau fraîche sur son chef, et, par changement de position, ses oreilles en reçurent une grande partie. M. le baron, en reprenant l'usage de ses sens, s'aperçut qu'il était entièrement sourd : ce fut en vain qu'il attendit son rétablissement total pour voir dissiper son infirmité.

Se trouvant à Paris en 1815, il consulta tour-à-tour les gens de l'art les plus en réputation pour guérir cette affection, ce fut vainement; on ne voulut le soumettre à aucun traitement, considérant que son état était sans remède, du moins on lui fit espérer que la nature réparatrice pourrait avec le temps lui être favorable.

Au mois d'août 1834, son docteur ayant eu connaissance de ma méthode atmidiatrique, me l'adressa. Il était doué d'un tempérament bilioso-sanguin; toutes les fonctions se remplissaient excepté celle de l'audition; l'auricule me présentait de remarquable une tache blanchâtre, placée à la partie interne et au centre de la membrane du tympan, ressemblant assez à un amas de matières concrétées, le reste de cette cloison était transparent et sec; le conduit auditif externe se trouvait dans cet état d'inertie qu'entraîne toujours après lui le manque de fluide nécessaire aux fonctions de l'organisme.

Je portai un pronostic peu favorable à la guérison, ces signes ne me paraissant assez concluant pour entraver aussi fortement l'audition. Je conjecturai que la commotion et le saisissement imprimé à cet organe lors de sa suspension, étaient les causes de son asphyxie permanente locale, puisque ce phénomène vital n'avait point recouvert son énergie lors de la réaction sensoriale; or, je présumai la rupture ou dessèchement de quelques muscles ou branches nerveuses de l'ouïe, ce qui dans ce cas pouvait rendre la surdité absolue; je considérai donc cet organe, dans l'anéantissement de ses fonctions, comme paralysé.

Cependant, et d'après les instances de M. et Mme. la baronne, nous fîmes quelques tentatives; les douches de vapeurs émollientes auriculaires externes, avec celles toniques liquides, furent mises en usage. Je fis précéder à ces moyens l'emploi d'une mixture stimulante; pour activer nos tentatives, j'augmentai chaque jour et par gradation de température, l'effet de la médication, en imposant à mes appareils une pression plus forte.

Ce ne fut pas sans étonnement et sans quelque satisfaction, que nous nous aperçûmes d'une amélioration bien prononcée, après 17 jours de traitement.

Il suspendit alors l'emploi atmidiatrique pour rentrer dans ses fonctions qu'il ne pouvait délaisser plus long-temps, et se mit en voyage avec le regret de ne pouvoir prolonger son séjour près de moi; néanmoins pour favoriser les bons effets acquis de ces moyens, je prescrivis un traitement local qu'il fit avec persévérance. Trois mois après, il m'apprit que le mieux qu'il avait gagné était si sensible, qu'il pouvait prendre part à la conversation, ce qu'il ne pouvait se permettre antérieurement.

Cette observation nous donne à remarquer qu'on ne saurait se prononcer affirmativement dans ces affections qui sont plus ou moins obscures et plus ou moins appréciables. Le praticien expérimenté peut, selon les cas, porter un pronostic plus ou moins favorable sur toutes autres maladies, mais sur l'organe de l'audition il ne peut au juste préciser, attendu que la maladie qui affecte le plus communément les nerfs auditifs, est la paralysie qui existe sans altération visible du tissu de cet organe, et que souvent nombre de causes peuvent la faire supposer, comme de même de nombreuses peuvent la produire, tel que le transport d'une humeur délétère, la stase de ces mucosités, une congestion sanguine stéatomateuse, l'exostose, etc., et que chacune de ces causes a sa manière propre d'agir sur le nerf acoustique, ses signes, ses symptômes particuliers, on évitera ainsi de plonger dans la tristesse, des êtres qui peuvent guérir, comme on le voit dans le sujet précité, et dans l'exposé ci-après.

En 1833, j'administrai mes soins à deux personnes de l'hospice de la Charité de Lyon, André Bletri et Thomas Campy furent les sujets sur lesquels j'appliquai avec succès les mêmes moyens, pour des cas de surdité qui de même avaient été délaissés : l'un d'eux en obtint une amélioration, et l'autre guérit parfaitement.

Enfin, en 1837, un cas particulier, mais semblablement caractérisé de paralysie, se présentait de nouveau. Ce fut M. G. Ferdet, employé aux douanes, quartier du roi Bacos, à Nantes; il accusait une surdité complète de l'oreille droite, survenue à la suite de fortes détonnations d'artillerie, ce qui avait porté plusieurs praticiens à ne voir chez ce sujet qu'un organe atteint de paralysie; leur opinion fut confirmé par l'insuccès des moyens qu'on mit en usage, aussi avait-il totalement renoncé à l'espoir de rappeler l'audition de cette oreille, d'autant que la gauche qui n'avait été atteinte qu'imparfaitement, lui suffisait assez pour remplir les fonctions de son nouvel emploi.

Vingt-deux ans après, se trouvant par un temps froid et venteux sur un navire, pour en faire l'inspection, il fut pris d'une fluxion catarrhale, à la suite de laquelle il s'apercevait perdre par gradation le peu d'ouïe qu'il possédait de sa bonne oreille; il me soumit sa position avec beaucoup de détails.

Après avoir médité sur sa narration et examiné avec soin son auricule, je lui conseillai l'application de ma méthode, aux deux oreilles, quoique son intention fût de ne soumettre que son oreille gauche. M'observant que des médecins de haute considération lui avaient conseillé de n'avoir recours à aucune tentative de guérison, qui du reste serait infructueuse. Ce fut d'abord en s'apercevant d'un mieux, que M. Ferdet continuait avec persistance le traitement aux deux oreilles, lorsque après une quarantaine de jours il fut surpris de retrouver la parfaite fonction de son oreille droite, ce dont il n'avait joui depuis tant d'années, tandis que la gauche seule, que dans le principe il voulait soumettre, se trouvant laissée sous l'influence d'une exostose; l'ouïe de cette dernière en resta un peu voilée.

14e OBSERVATION.

Surdité, écoulement purulent ou otite.

Mademoiselle de ***, âgée de 18 ans, physique agréable, bien constituée, régulièrement menstruée, fut atteinte à l'âge de 3 ans de la petite-rougeole. Soit que l'état morbide ait porté ses ravages aux parties internes, par une forte éruption ou que ce fût un vice de la prédominance lymphatique, le sujet resta sous l'influence d'une irritation et d'un engorgement de l'arrière-bouche. Malgré les moyens qu'on mit en usage pour combattre cette phlegmasie, un écoulement de pus se fit jour par les deux oreilles. Le médecin qui lui prodiguait ses soins n'opposait aucun remède pour en arrêter le cours, pensant du reste qu'il cesserait naturellement. Durant la période de cette sécurité, la maladie fit des progrès et le sujet devint dure d'oreille. On prescrivit un exutoire à la nuque, jusqu'à l'âge de la menstruation, mais cet avénement n'empêcha point les progrès de la désorganisation et la cessation des fonctions auditives.

L'inquiétude de madame *** la disposa à se rendre à Paris avec sa demoiselle, pensant trouver à cette affection une issue plus heureuse.

L'élite de la médecine auriculaire fut consulté, la jeune personne fut soumise à un traitement varié par de nouveaux exutoires, les douches d'eau de Balaruc, les injections et les drastiques; après sept mois de l'usage de cette médication, il fut ordonné à mademoiselle de quitter la capitale, pour aller prendre les eaux, dont elle retira une amélioration.

Désireuse de terminer ses études, elle rentra dans ses foyers où, quelques mois après, s'aperçut qu'elle perdait de nouveau la faculté d'entendre.

Deux ans après, je fus consulté par le médecin de mademoiselle; il me donna à son égard les détails les plus circonstanciés. Elle me fut présentée en juin 1837 : nous explorâmes son auricule, nous ne pûmes entrevoir la membrane du tympan, une collection de matières purulentes en obstruait les conduits, malgré les injections, auxquelles on recourait tous les matins. La respiration nasale était un peu gênée, et les trompes d'Eustache très embarrassées, la dureté de l'ouïe s'élevait à vingt-cinq degrés à mon acoumètre (1). Je jugeai donc de la maladie et des causes qui

(1) Instrument confectionné pour mesurer l'audition.

l'entretenaient. L'existence d'un abcès à l'orifice des trompes d'Eustache élaborait une sécrétion continuelle, qui en s'accumulant dans les cavités internes de l'organe auditif, avait, par sa stabilité et sa concrétion, occasioné la surdité, les ravages de cette collection avaient amené la destruction partielle des membranes tympaniques, ce qui donnait lieu au flux de la partie la plus liquide.

Or, il convenait ici de remplir des indications essentielles, en attaquant directement le siège de la maladie; il était évident que l'humeur morbifique, qui s'était portée par métastase sur l'oreille interne, lors de la maladie éruptive, y entretenait son foyer; il convenait donc de désobstruer par la dilatation expulsive toutes les cavités de l'oreille interne et externe, de porter la tonicité sur la muqueuse, qui revêt ces mêmes cavités, et sur tout l'organisme en général.

A cet effet, les douches de vapeurs émollientes auriculaires externes furent administrées à une température modérée, en imposant à la colonne de vapeur une force assez puissante, pour la faire pénétrer dans toutes les anfractuosités de l'oreille. Nous fîmes succéder à ces premières les douches à pression expulsatrices, toniques liquides externes et internes par les trompes d'Eustache.

La dixième séance nous fit apercevoir l'effet que produisaient ces moyens. Mademoiselle de *** commençait à entendre sonner la pendule à deux mètres de distance. A la vingt-huitième, elle en entendait les oscillations. Enfin, pour détourner le vice de la cause première et rendre stable la guérison, je prescrivis les toni-purgatifs, portés sur le tube intestinal, et les catastaltiques appliqués localement.

Le succès de ces moyens justifia notre traitement, qui agit directement sur toutes ses surfaces en rappelant la fonction sensoriale de cet organe, dont l'ordre était intervesti, par l'influence de la phlegmasie. Il était donc sensé d'agir par l'office des moyens indiqués, qui ont ramené le principe vital, nécessaire à la bonne harmonie des fonctions auditives.

A la même époque, j'administrai cette même méthode à M. l'abbé M., curé dans un village aux environs de Toulouse, atteint aussi d'un écoulement d'oreille, avec complication de bruissement et dureté d'ouïe, dont il guéri parfaitement.

En 1835, M. le maire de Lons-le-Saunier (Jura) recommanda à mes soins François Girard, âgé de 16 ans; un écoulement existait dans ses oreilles depuis l'âge de deux ans, époque à laquelle il fut atteint d'une fièvre cérébrale. Depuis cette période, l'audition se perdit insensiblement, malgré les vésicatoires qu'on lui avait appliqués; je le soumis au même traitement et nous parvînmes à peu de chose près, à rendre l'ouïe bonne.

M. Billon fils, affecté de même maladie, négociant à Pointe-à-Pitre (Guadeloupe), où la rareté des médecins, traitant cet organe, l'avait obligé de rester dans cet état; ses oreilles fluaient copieusement et suivant les variations atmosphériques, la surdité était plus ou moins intense, ce qui augmentait considérablement les bruissemens dont il était incommodé; il vint en France pour affaire, et se présentait en octobre 1836, disposé à entreprendre de suite son traitement que je lui administrai, pendant une vingtaine de jours consécutifs, dont il retira un amendement, qui rendit à cet organe l'activité parfaite du sens de l'ouïe.

La cophose du jeune fils Ramel, âgé de 14 ans, rue de la Croix-Blanche à Bordeaux, nécessita un traitement plus long; elle était survenue par un épanchement humoral, qui datait de la plus tendre enfance et avait porté aux deux oreilles une surdité, qui n'a dû sa disparition qu'à une constance dans le traitement.

18e OBSERVATION.

Surdité adhérence de fausse membrane.

M. Dobler père, rentier à Lyon, quai Saint-Clair, âgé de 85 ans, ayant toujours joui d'une heureuse santé, car il déclarait n'avoir de sa vie jamais été malade : à l'âge de 60 ans, il s'aperçut qu'il devenait sourd. Cette affection fit graduellement des progrès, sans en connaître la cause. A 75, il était privé de participer à la conversation et réclama les conseils du médecin de sa maison, qui prescrivit l'instilation de l'huile acoustique dans les oreilles et quelques injections. Ces moyens n'ayant eu aucun résultat, on considérait sa surdité comme sénile, dont les causes étaient attribuées à l'usure de la sensibilité organique.

M. Dobler qui était protégé de la fortune, adoré de sa famille, et depuis long-temps retiré des affaires commerciales, prit son parti et ne porta nulle attention à son infirmité, qui du reste ne lui causait aucune souffrance, et s'était si bien habitué à cette position, qu'il ne songeait plus à s'en débarrasser, se jugeant incurable. Lorsqu'il appris que je venais de délivrer un vieillard de l'hospice de la Guillotière, d'une infirmité semblable, il fut tenté d'essayer, s'il pourait encore goûter du charme de ce sens. Il se présenta en septembre 1833. Il ne put me donner aucun indice sur la cause de son affection. Aidé d'un rayon solaire, je visitais les conduits auditifs, ils se trouvaient dans un état normal, les membranes tympaniques ne présentaient ni forme, ni transparence habituelle, ce qui me porta à y plonger la sonde qui me fit distinguer la présence de fausses membranes, que par défaut de pratique auriculaire eussent été prises pour celles du tympan.

On peut aisément concevoir que l'espèce de tentacule qui existait dans l'organe de ce sujet n'avait pu se former que par l'effet de quelque sécrétion, telle que celle de la muqueuse épaissie, la surabondance catarrhale si commune aux vieillards, et que si lors de sa formation primitive on eût porté quelque attention bien fondée, il eût été facile d'en arrêter les progrès; mais avec le temps elles avaient acquis un certain degrés de coalescence qu'il aurait fallu, pour chercher à la détruire, avoir recours aux remèdes excitans ou à l'opération. Mais comme ces sortes de moyens non-seulement produisent de la douleur, mais encore l'irritation et l'inflammation en sont les suites, et par cela même peu de chance de réussite.

Notre méthode dans le cas qui nous occupe peut, par son application avantageuse sur les organes profondément situés qui d'ordinaire sont peu accessibles à tout autre genre de médication, être employée avec le plus éminent succès sans exposer le sujet aux inconvéniens que nous venons d'énumérer, comme on peut le juger par ce que nous décrivons plus bas.

Je soumis le sujet aux douches de vapeurs dilatentes auriculaires externes, je graduai chaque jour la pression de l'appareil pour en augmenter la force et la température; je faisais en même temps usage d'une mixture émolliente; enfin, lorsque nous eûmes obtenu assez de dilatation, je réduisis en lambeau, sans employer d'instrumens tranchans, cette espèce de tentacule, avec la plus grande facilité, sans que le sujet en ressentît la moindre impression; nous revînmes ensuite à l'emploi des douches liquides, auriculaires externes, à forte pression. Cette manière d'agir rétablit parfaitement l'audition de M. Dobler qui a atteint aujourd'hui sa 89e année, jouissant toujours du fruit de nos opérations.

Identique au précédent.

M. Goudard, âgé de 45 ans, négociant, rue

de la Guillotière, à Lyon, tempérament bilioso-sanguin, avait été saisi d'un commencement de cécité de l'entendement à l'âge de 39 ans, ses relations commerciales lui firent vivement sentir l'altération que subissait cet organe; comme il en redoutait les suites, il mit promptement en usage les secours de l'art, les vésicans furent appliqués à chaque bras, et entretenus pendant un mois; on y fit succéder quelques émétiques qui déterminèrent une complication de bruissemens qui, par leur présence, augmentaient la cophose rebelle. D'après les phénomènes qui se déclaraient, on ne vit la cause de cette surdité que dans la surabondance sanguine, on eut alors recours à d'abondantes saignées, sans que ces révulsifs aient pu changer l'état du malade; l'honorable médecin qui le dirigeait prescrivit l'application d'un séton à la nuque auquel le malade refusa de se soumettre, et abandonna son infirmité aux seuls soins de la nature.

Ce ne fut que quelques années après, en février 1834, qu'il vint me consulter, et me donna les détails de sa position; je portai mes recherches sur l'auricule, et les causes qui pouvaient avoir produit cette cécité; je ne tardai pas à reconnaître en lui l'affection dont nous avons si bien triomphé chez le sujet de la précédente observation. Nous suivîmes la même marche de traitement avec beaucoup d'exactitude, ce à quoi M. Goudard dut son entière guérison.

20e OBSERVATION.

Surdité, relâchement de la membrane du tympan.

Mademoiselle E. L..., rentière, âgée de 47 ans, à Lyon, rue de la Reine, d'une constitution détériorée, n'étant plus menstruée depuis trois ans environ, accusait une chute qui remontait à sa 32e année, laquelle avait amené plusieurs maladies, et enfin la surdité. Etant venue me consulter dans le mois de novembre 1833, elle présentait l'état suivant : faiblesse de tout l'organisme et principalement des membres inférieurs, respiration gênée, digestions lentes et pénibles, suivies de maux de tête avec sifflement dans les oreilles.

L'inspection de l'auricule ne me présentait rien qui pût m'indiquer le genre d'affection, le conduit auditif était sain, la membrane du tympan paraissait suffisamment lubréfiée et transparente, l'air pénétrait librement dans la caisse du tympan; on ne remarquait aucune inflammation dans le voisinage, la faible constitution de la malade, sa prédominance lymphatique, me firent présumer que la maladie avait pour cause ou le relâchement de la membrane, ou le défaut d'innervation; dans tous les cas, pour corriger ce défaut de vitalité, je prescrivis les toniques pour rendre à ces deux systèmes la force et l'énergie convenable.

Elle avait antérieurement essayé sans succès divers traitemens, et n'avait point oublié l'huile du docteur Menne Maurice.

Je jugeai à propos de la soumettre aux douches de vapeurs toniques auriculaires externes, et celles liquides de même nature; j'associai à ces moyens une tisane tonique, l'instillation dans les oreilles d'une mixture toni-stégnotique, et quelques injections douées des mêmes propriétés, un régime doux fut suivi selon l'ordre de ce traitement. Huit jours de son emploi suffirent pour nous faire constater un changement favorable et presque inespéré. Je prescrivis une tisane laxative, et la continuation de la mixture dans ses oreilles; ces moyens après un mois environ de leur emploi, ont rendu à mademoiselle l'audition qui était aussi parfaite qu'elle pouvait le desirer.

On sait que l'humidité, le vent du sud, le catarrhe du conduit auditif externe, la chlorose portée à un certain dégré, le tempérament lymphatique, sont autant de caus es prédisposantes et occasionelles du relâchement de cette membrane. Il peut dépendre aussi de l'érosion des muscles de la conque; Valsalva en cite des exemples, le défaut d'action du muscle interne du marteau produit le relâchement de la membrane du tympan; ce défaut d'action peut venir de la rupture du tendon de ce muscle par une violente secousse, et la destruction de ce corps charnu par un abcès de la caisse, ou enfin de la paralysie de ce même muscle.

Lorsque les toniques ont été infructueux, c'est une preuve que le relâchement dépend de la paralysie du muscle du marteau ou de sa rupture : dans ce dernier cas, la maladie est incurable; dans le premier, Leschevin conseille d'introduire dans la caisse du tambour par la trompe d'Eustache, quelques vapeurs spiritueuses et aromatiques, soit en l'inspirant par le nez, soit en faisant usage de masticatoires et de gargarismes chargés de particules spiritueuses et volatiles.

Il est aisé de voir que l'action de ces remèdes employés de cette manière est trop éloignée, et par conséquent incertaine. Pendant que par l'application de ma méthode, les molécules médicamenteuses sont mises en contact avec les diverses surfaces de l'oreille, ce qui donne plus de chance à la guérison, et à sa marche plus de rapidité.

La personne dont nous venons d'exposer le tableau des symptômes de surdité, avait un relâchement de tous les systèmes; elle était dans cet état de débilité où se trouve certaine constitution lymphatique, il fallait donc réveiller en quelque sorte chez elle le sentiment de la vie, changer le mode de nutrition, enfin réformer ce qu'il y avait d'excédant dans ce système mou et sans énergie.

C'est ce que nous fîmes en conseillant à notre malade une alimentation substantielle, en changeant ses habitudes, en lui recommandant l'exercice, une vie moins retirée. Enfin, les toniques portés sur la cloison elle-même, détournèrent la direction de la lymphe qui se portait en trop grande abondance sur ce point d'irritation. Les laxatifs contribuèrent à débarrasser l'économie des humeurs surabondantes et délétères, qui pouvaient former des congestions sur tel ou tel appareil d'organe; aussi la malade en récupérant la faculté d'entendre, recouvrit-elle une amélioration générale dans toutes les fonctions organiques.

On juge par là que dans le traitement d'une

affection locale, pour en triompher il faut aussi avoir égard à l'état général.

21e OBSERVATION.

Surdité de naissance ou congéniale.

Augustin Rébuffa, rue de la Fare, à Marseille, issu des parens sains, apporta en naissant une infirmité à laquelle on fit peu d'attention, une surdité entière existait à l'oreille droite, et la gauche ne percevait que des sons obscurs et confus; à l'âge de 8 ans, jouant avec ces camarades, il eut l'innocence de se laisser introduire dans cette dernière un pois d'Amérique; voulant faire quelques manœuvres pour s'en débarrasser, il l'enfonça jusqu'au fond du conduit, ce qui ne tarda pas à développer l'inflammation, et fit perdre le peu d'entendement qu'il y avait. On eut de suite recours au médecin, l'application de sangsues au pourtour de l'oreille, des cataplasmes, des injections, etc. Lorsque l'inflammation fut dissipée, il procéda à l'extraction de ce pois qu'il ne put déplacer, craignant alors d'irriter l'organe; il abandonna ce sujet au soin de la nature, pensant qu'avec le temps ce corps végétal pourrait se détériorer et sortir naturellement; du reste, après l'inflammation dissipée, le peu d'audition qu'il y avait de cette oreille, reprit une partie de sa fonction.

A l'âge de 17 ans, les parens, songeant sérieusement à sa position, consultèrent de nouveau leur médecin qui me l'adressa; il me fut présenté par son père, en février 1835. Ce jeune homme, dont le regard morne, soucieux et pensif, ajoutait à une teinte de stupidité une voix enfantine et peu rassurée. J'examinai soigneusement ses oreilles, je reconnus dans la gauche, la présence du corps étranger qui y avait été introduit; je parvins à l'extraire par l'application des douches liquides à forte pression, sans que l'ouïe n'en ressentît le moindre amendement. Je portai de nouveau mes recherches sur tout l'organisme auditif, où je crus reconnaître les principales causes de cette surdité. Je considérai ce cas comme devant appartenir à la classe de ceux que Leschevin nous décrit, sous le nom de lame fongueuse desséchée et collée à la membrane du tympan, ce qui existait chez ce sujet aux deux oreilles sur lesquelles je plaçai une montre que je fis sonner, sans qu'il pût en percevoir les sons; mais en la plaçant entre les dents, il en ressentit les impressions, ce qui me fit concevoir quelque espérance. J'eus donc recours aux douches de vapeurs émollientes, alternativement administrées avec les liquides auriculaires externes ; après cette application, je procédai aux douches internes, pour détruire l'embarras que je soupçonnais exister dans l'oreille moyenne. Cette présomption fut convainquante lorsque après cette médication, les trompes d'Eustache devinrent accessibles à la pénétration de l'air, et que l'audition parut au point que Augustin Rébuffat pouvait tenir conversation à voix ordinaire, à trois mètres de distance.

Deux mois après, je le vis jouissant toujours du sens qu'il avait acquis; il était fort joyeux, m'avouant son changement total depuis qu'il possédait la faculté d'entendre, ce qui contribuait à développer les ressources de son intelligence.

On peut aisément se rendre compte des obstacles qui, chez ce sujet, s'étaient constamment opposés à la transmission des sons; un embarras de la caisse du tambour envahissait à-la-fois les trompes d'Eustache et les conduits labyrinthiques ; il est à présumer que les membranes de la fenêtre ronde et ovale, pouvaient se ressentir de la présence des matières obstruantes; la cloison du tympan était recouverte d'une pellicule ténue, due au desséchement d'une exudation albumineuse fort épaisse, ce qui, dans ce cas, rendait l'ébranlement de cette dernière impossible à la vibration des corps sonores; nous l'attaquâmes par les douches de vapeurs émollientes auriculaires externes, et celles liquides qui la détruisirent totalement; malgré cela, les sensations auditives ne parurent que faiblement. L'organe de l'audition ne commença à bien fonctionner que lorsque nous eûmes désobstrué la caisse tympanique et les trompes d'Eustache, par les douches liquides auriculaires internes, à pression forcée, et que l'intermission de l'air y fût sensible.

Enfin, quoique l'ouïe de ce sujet ne fût pas arrivée à un degré de perfection, il en acquit assez pour répondre à toutes les questions qu'on lui adressait, sans qu'on ne fût obligé d'élever la voix au-dessus du médium.

On peut croire, ainsi que les parens me l'avaient assuré, que son oreille gauche, quoique fortement sourde, lui avait puissamment servie à commencer son éducation, ce qui, par conséquent, ne l'avait pas privé de la parole, comme dans le cas de surdi-mutité.

Ce jeune homme qui, depuis sa guérison, faisait l'étonnement d'un grand nombre de personnes recommandables de son lieu, ne devait cependant point être considéré ainsi que le répand ce préjugé vulgaire, qui classe généralement les sourds de naissance dans la catégorie de l'incurabilité.

Il est évidemment prouvé que tous les sourds-muets et de naissance ne sont pas en général soustraits aux ressources de l'art, et qu'un cinquième de cette classe peut obtenir plus ou moins d'audition; la moindre possession de ce sens, chez cette partie d'infortunés, suffit pour leur faire par suite acquérir la faculté de la parole, et par cela même concourir à l'agrément social.

Après avoir concentré presque exclusivement mon attention pendant nombre d'années, sur les facultés des agens thérapeutiques et médicaux administrés en vapeur dans l'affection de la surdité, et en général à toutes les maladies d'oreille; c'est dans l'application de ces moyens qu'ont été recueillies les observations qui font partie de cette opuscule, dont la disposition brève et succincte ne nous a pas permis de nous étendre par ordre dans la classe des maladies, et celle des remèdes qui leur sont propres. Voulant dans une seconde partie traiter au long cette matière, et donner une description avec planches détaillées des appareils, ce n'est donc ici qu'une part de la tâche que je me suis imposée. Il me reste à préciser les règles et tracer la marche à suivre dans son application à chaque lésion de l'oreille, qui toutes peuvent en réclamer l'usage, considérant que la surdité dépendante de causes accidentelles, peut en toutes circonstances, être traitée avec avantage dans tous les âges de la vie.

A cette fin, il ne suffit pas de traiter banalement une spécialité que par choix l'on embrasse, elle doit être l'objet des soins et de la sollicitude d'un médecin pénétré des obligations que ce titre lui impose.

FIN.

www.ingramcontent.com/pod-product-compliance
Ingram Content Group UK Ltd.
Pitfield, Milton Keynes, MK11 3LW, UK
UKHW020305220726
13923UKWH00003B/1006